# 歯医者が虫歯を作ってる

## 歯科医だから知っている、危ない話

歯学博士
長尾周格
Nagao Syukaku

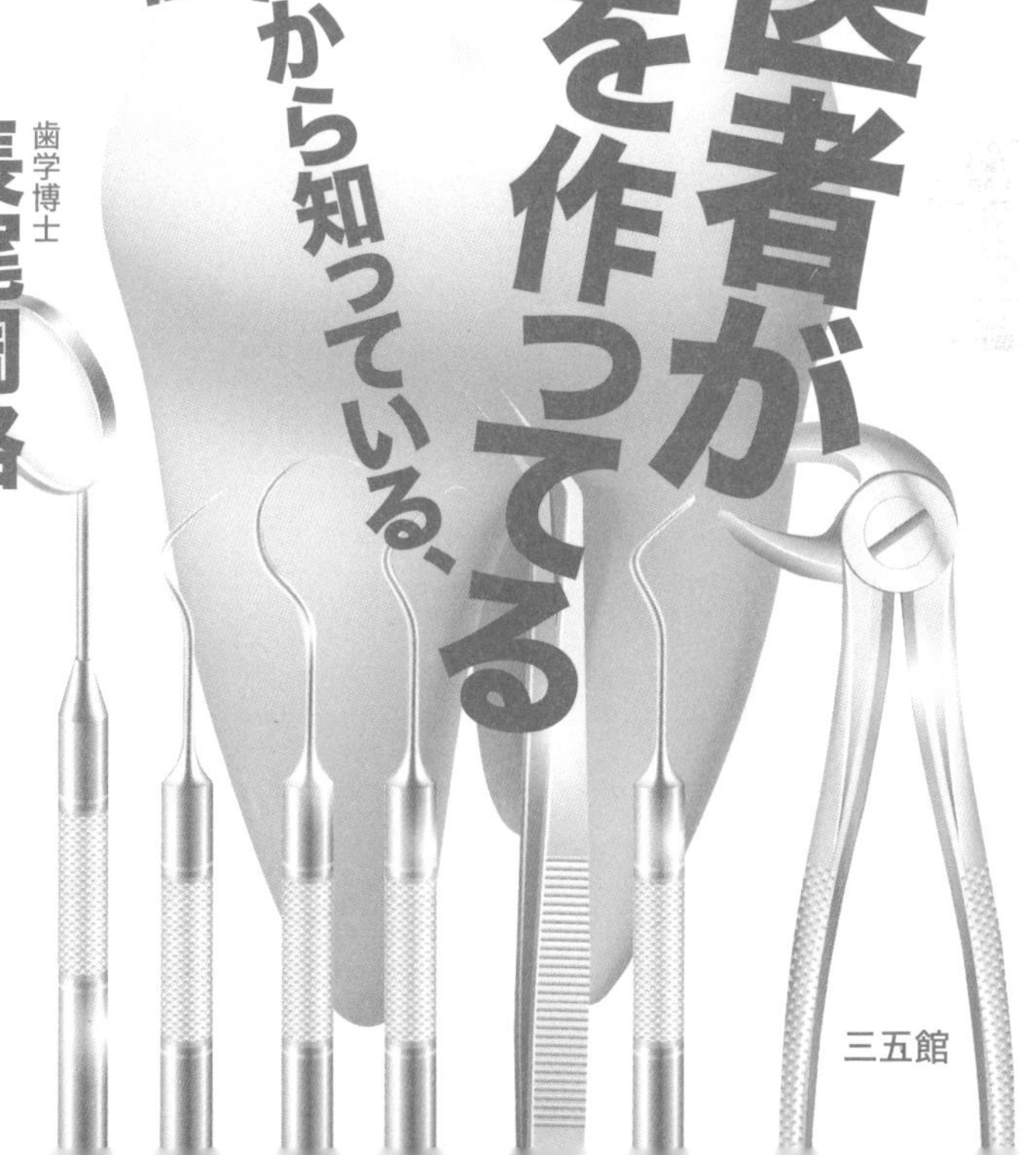

三五館

# はじめに

僕が歯学部を卒業し、歯科医師免許を取得したときに心に誓ったことがあります。それは、「日本一の歯科医師になる」ということでした。

「日本一の歯科医師」とは、「日本一の治療技術を持つ歯科医師」であると考え、これまで歯科の各分野の専門書を読み漁り、治療技術を身につけてきました。矯正治療をはじめ、むし歯の治療、歯の根の治療、歯周病治療、入れ歯の治療、口腔外科的処置、インプラント治療、審美修復治療など、さまざまな歯科治療において研鑽を重ね、治療技術をひと通り身につけるまでに至りました。

しかし、勤務医としていろいろな歯科医院に勤めながら、自身の技術を磨いていく中で、徐々に気になりだしたことがあります。現実の日本の歯科医療の質の低さです。特に日本の保険医療制度の下では、治療の質はまったく評価されず、むしろいい加減な手抜きの治療のほうが、短期間で再治療を繰り返すことで利益をあげられるという現実を知りました。詳しくは本書で触れますが、繁盛し大きな利益を上げている歯科医院ほど、自分が学んできた理想の治療とは正反対の治療が行なわれているという現実も目の当たりにしました。

自分が正しいと考える治療を行なうには開業しかないと考え、35歳で現在の歯科医院を開業しました。開業したことで、自分が正しいと思える治療は確かにできるようになりましたが、自分だけがどんなに良い治療を行なったとしても、周りの歯医者の治療までを変えることはできません。結局、開業しても、日常臨床の8割は他の歯医者でやられたひどい治療の尻拭いに費やされる羽目になりました。

日本の歯科医療の現実を知るほどに、むし歯になってからでは、今の歯科医療界に救いはないのだと痛感しました。

そうであるなら歯科医師として目指すべきは、治療の技術を高めることなどではなく、むし歯や歯周病のない世界を作り出すこと、すなわち「予防歯科」ではないかという結論に達したのです。こうして僕は予防歯科を本格的に始めていくことになります。

予防歯科を始めるにあたって、まず参考にしたのは予防歯科の専門書です。予防歯科の専門書や大学で教えている予防歯科の論理的ベースはスカンジナビア予防歯科学です。これは定期的な検診や歯磨き指導、フッ素塗布、キシリトールの使用、シーラントなどの予防処置がベースとなっていて、これらの考え方は日本の「歯の常識」を形作っています。

しかし、こうした予防歯科を実践していくうちに、そうした指導や処置についても、本当にむし歯や歯周病の予防に効果があるのか疑問を持つようになりました。そもそも日本ほど勤勉に歯磨きをしている国はありません。にもかかわらず、ほとんどの人がむし歯に罹《かか》っているのはなぜなのでしょうか。

予防歯科の理論と現実のギャップに悩まされ、答えを求めていろいろと調べていくうちに、分子整合栄養医学という考えに出合いました。また、知人の紹介によってW・A・プライス博士の有名な著書『食生活と身体の退化』も知りました。これらとの出合いが、僕の予防歯科に対する考え方をまったく違うものに変えていったのです。

むし歯や歯周病はそれ自体が単独で起こる疾患ではなく、全身的な問題が口の中に現れた結果であるという考えに達したとき、本当の予防歯科というものが理解できるようになったのです。そして、臨床の現場でこの考えを実践することで、当初は手探り状態だった「新しい予防歯科」の考えに自信を深めていきました。今日ではこのやり方こそが、本質的な予防歯科として実践すべきものであると確信しています。

本書ではまず、「従来の歯科」の考え方がいかに間違っているのかを見ていくことにします（第1章）。これは日本人の「歯の常識」のもとになっていますから、ほとんどの人が面食らうかもしれません。

続いて第2章では、僕自身が臨床の現場で目にしてきた歯科業界の本当の姿を、多くの皆さんにも知っていただきたいと思います。僕も現役の歯科医ですから、歯科業界の暗部を書くことにためらいがないわけではありません。ただ、業界の真の姿を知ってもらわないことには、僕がなぜ「歯科業界には救いがない」と思うに至ったかをご理解いただけないと思うからです。

さらに3〜5章ではむし歯・歯周病・不正咬合の本当の原因を追いかけます。それは、皆さんがこれまで歯科医から受けてきた説明とはまったく違うもののはずです。皆さんには〝ふつう〟の歯科医の言っていることが正しいか、それとも僕の説明に真があると思われるか、ご判断いただきたいと思います。

6章では世界中のむし歯も歯周病もない人々の暮らし方から学び、7章でわれわれの食べ方はどうあるべきかを具体的に提案し、8章ですでに歯を悪くしてしまった人へメンテナンスという考え方をお伝えします。

僕の行なっている予防歯科という取り組みは、残念ながらまだ日本はおろか、世界的にも主流ではありません。しかし、一人でも多くの人に理解してもらうことで、世の中に蔓延している歯科疾患や慢性疾患を少しでも減らすことができるなら、こんなにうれしいことはありません。本書によって、予防歯科の本質、ひいては人間に起こるさまざまな病気の本質とその予防法を知っていただければ、筆者としてこの上ない喜びです。

## 歯医者が虫歯を作ってる◉目次

## 第2章　歯が悪くなるほど儲かるのは誰？

——日本の歯科医療の実態



## 第3章　あなたがむし歯に罹るワケ

——歯医者が言わないむし歯の原因

## 第4章　歯周病のホントの原因

第5章 歯並びは母親の栄養状態で決まる



第6章 むし歯も歯周病もない人たち

## 第7章　予防歯科の〝食〟改善法

## 第8章 治療後のメンテナンスを考える



装幀◉鈴木正道
イラスト◉若泉さな絵
カバー写真
© alswart-Fotolia.com
© vectomart-Fotolia.com

# 第1章

# 間違いだらけの「歯の常識」

## 間違った「歯の常識」が招く、むし歯だらけの日本人

「むし歯や歯周病は本来、人間がかかる病気ではない」「歯並び・咬《か》み合わせの異常（不正咬合）は遺伝ではない」「歯医者が指導しているむし歯予防法はウソばかり」なんて言ったら、皆さんはどう思われるでしょうか。ほとんどの方が面食らうかもしれませんが、これは本当のことです。

厚生労働省が6年に1回行なっている歯科疾患実態調査の平成23年版によれば、日本では20歳以上80歳未満において、95％もの人に治療済みも含め、何らかのむし歯があるそうです。これは日本の歴史上、もっとも高いむし歯罹患率といえるでしょう。

むし歯だけではなく、30歳以上80歳未満の86％が何らかの歯周疾患や欠損歯を持っています。不正咬合の発現頻度も高く、12歳以上20歳未満で叢生（前歯の歯並びがガタガタになっていること）のある人は約44％もいます。

このように、日本人の口の中は歴史上もっとも病気だらけになっているのです。これは相当に異常なことだと思いますが、こうした〝異常事態〟を招いているのが、私たちが信

じ込まされている「歯の常識」なのです。

この章では、皆さんが当たり前だと思っている「歯の常識」がどのくらい間違ったものであるのかを、10の例をあげて具体的に検証していきたいと思います。

## 歯磨きはむし歯を予防する――「歯の常識」の大間違い❶

皆さんは毎日歯磨きをしていますか。

日本人は真面目ですから、ほとんどの人が毎日歯磨きをしているようです。前述の歯科疾患実態調査によれば、日本人の９割以上は毎日歯磨きをしており、７割以上は一日に２回以上歯磨きをするそうです。

こんなにも勤勉に歯磨きをしているにもかかわらず、95％もの人にむし歯（治療済み含む）があるという事実を冷静に考えれば、歯磨きによるむし歯予防効果に疑いの目が向けられるのが当然ではないでしょうか。

一生懸命毎日歯磨きされている方には残念なお知らせですが、歯磨きはむし歯を予防しません。

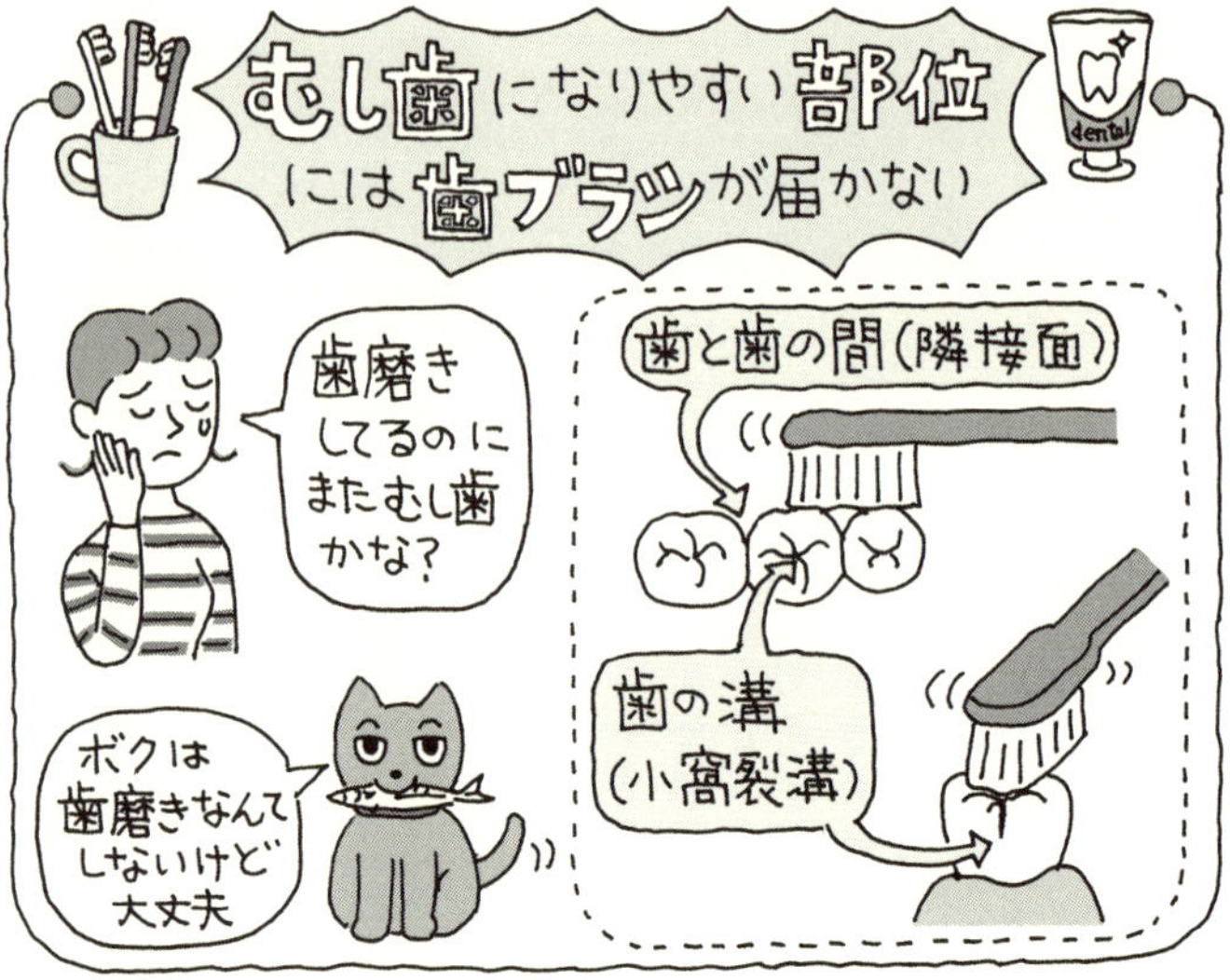
むし歯になりやすい部位には歯ブラシが届かない
歯磨きしてるのにまたむし歯かな？
ボクは歯磨きなんてしないけど大丈夫
歯と歯の間（隣接面）
歯の溝（小窩裂溝）
dental

そもそもむし歯の好発部位、すなわちむし歯になりやすい部分は歯と歯の間（隣接面）や、奥歯の歯の溝（小窩裂溝《しょうかれっこう》）です。しかしこれらの部位はそもそも歯ブラシの毛先が届きません。通常歯磨きでプラーク（歯垢《しこう》）を除去できる部位は、もともとむし歯になりにくい部位なのです。これは歯医者の間では常識です。

歯磨きできれいにできるところは通常むし歯になりにくい部分であり、また磨いてもきれいにできない部分にむし歯ができるのですから、皆さんの毎日の歯磨きがむし歯を予防していないことはもうおわかりでしょう。

そして残念なことに、歯磨きは歯周病の予防とも本質的には関係ありません。しかし歯周病になってしまった人にとっては、歯周病の治療や、治療後のメンテナンスにおいて歯磨きはとても大切な意味を持っています（歯周病に関しては、第4章で詳しく説明します）。「私、むし歯になりやすいので、毎食後きちんと歯磨きしています」なんて方は、残念ながらまたむし歯に罹ってしまうでしょう。「歯磨きはむし歯を予防する」というのは、間違った「歯の常識」の最たるものなのです。

歯磨き以外にむし歯を予防する方法は、ちゃんと別にあります。むし歯はどうしてできるのか、また正しいむし歯の予防法とは何かについては、第3章以降で詳しく説明します。

## フッ素はむし歯予防に効果的――「歯の常識」の大間違い❷

むし歯予防にはフッ素が有効であるとし、日本歯科医師会や厚生労働省はフッ素の使用を推奨しています。たいていの歯磨き粉は「フッ素配合」を売り文句にしていますし、歯医者さんで「むし歯予防のためにお子さんの歯にフッ素を塗りましょう」と勧められたお母さんも多いのではないでしょうか。

その反面、フッ素のむし歯予防効果には疑問が持たれ続けています。そもそもフッ素がむし歯を予防するという、明白な科学的根拠などありません。フッ素がむし歯予防に効果があるかどうかは100年以上も前から論争が続いていて、われわれ歯科医の間でも結論は出ていません。

フッ素は自然界に存在する物質であり、食べものや飲みものにも微量ではありますが含まれています。しかしフッ素は実はたいへんな猛毒なのです。高濃度で摂取すると急性毒性反応を起こし、死亡することさえありますし、低濃度でも人体に蓄積してさまざまな悪影響を示すことがわかっています。特に低濃度のフッ素の長期的な摂取は骨や歯などの形成を阻害し、全身の骨にフッ素が蓄積し骨が脆《もろ》くなる「骨フッ素症」や、歯のエナメル質の形成が障害される「歯牙フッ素症」を起こすことはよく知られています。

このためWHOでは、フッ素を多量に摂取してしまう恐れがあるため、6歳未満の子どものフッ素洗口を禁止しています。またアメリカでは1997年から、フッ素が入っている歯磨き剤は、「毒性」を警告表示することが義務づけられました。このように世界ではフッ素は毒物であると認識されています。

ところが日本では、フッ素に関して論争がありながらも、今でも歯科医院でのフッ化物塗布やフッ素洗口、歯磨剤のフッ素添加などで広く応用されています。厚生労働省や日本歯科医師会が推奨しているように、プラークコントロール（歯磨き）とフッ素塗布でむし歯のない世界が実現できるというのなら、なぜ日本人の20歳以上80歳未満の95％にむし歯があるのでしょうか。

世の中にはむし歯がほとんど、あるいはまったくないという人々が存在しています。特に世界の僻地に住む先住民族にはむし歯が見られません。彼らは歯磨きをせず、フッ素も用いていません。それでもむし歯にならないのですから、歯磨きもフッ素も、むし歯予防には本質的に必要ないといえるでしょう。これについてはおいおい説明していきます。

本質的なむし歯予防にフッ素が必要ないのであれば、非常に高い毒性を持つ物質であるフッ素を用いる必要性はまったくありません。むし歯の予防にはもっと安全で確実な方法が存在します。ですから猛毒であるフッ素を、効果があるかどうかもはっきりしていないのに用いるのはナンセンスです。

フッ素が危険な物質だということ、そしてむし歯の予防効果が疑問視されていることを考えあわせれば、フッ素入りの歯磨き粉などは使うべきではないし、フッ化物塗布やフッ素洗口などのむし歯予防法は一切行なうべきではありません。

## シーラントはむし歯を予防する――「歯の常識」の大間違い❸

シーラントとは歯の咬合面にある小窩裂溝（歯の溝）を予防のために樹脂で埋めてしまう方法です。フィッシャーシーラント（小窩裂溝充填法）ともいいます。舌先で歯の表面を触ると窪《くぼ》みがあるのがわかると思いますが、シーラントはこの歯の溝を埋めてしまうことで、歯の溝から始まるむし歯を予防しようというものです。

しかし、シーラントは本当にむし歯の予防に効果があるのでしょうか。

そもそもなぜ歯には溝があるのか、まずはそこから説明しましょう。人間の歯は大きく前歯と臼歯（奥歯）に分かれます。臼歯はさらに小臼歯と大臼歯に分かれます。そして歯の溝は臼歯の咬合面（咬む面）にあります。

臼歯の咬合面には、歯の溝だけではなく咬頭といって出っ張っている部分があります。上の歯と下の歯が咬み合ったときにこの咬頭が溝の部分と咬み合うことで、効率的に食べものを咬み砕き、磨り潰すことができるのです。そして細かく砕かれ、磨り潰された食べものは歯の溝を通って流れていくようになっています。ですから臼歯にある歯の溝は、効率的に食事をする上で重要な働きを持っているのです。そのような働きを持つ歯の溝を、樹脂などで埋めてしまって本当によいのでしょうか。

シーラントは乳歯や幼若永久歯（生えてきたばかりの永久歯）において行なわれることが多いのですが、実は乳歯のむし歯の好発部位（むし歯になりやすい所）は、臼歯部においては歯の溝よりも、歯と歯の間（歯間部）なのです。しかし、歯と歯の間をすべて樹脂で埋めることはできません。

ですからシーラントのむし歯の予防効果というのは非常に限局的であると言わざるをえません。しかもシーラントが一部剥《は》がれたりすると、そこにむし歯菌が停滞するようになり、むしろむし歯を誘発することすらあります。むし歯予防のために行なった処置で、かえってむし歯になるなんて本末転倒です。

シーラントもまたむし歯の予防処置として行なうべきではないでしょう。

このような処置が「むし歯の予防」を口実に今日も行なわれ続けていることに、歯医者として大きな憤りを感じます。

## 歯磨き後にはマウスウォッシュ剤を——「歯の常識」の大間違い❹

マウスウォッシュ剤とは、歯磨き後に口に入れてクチュクチュする消毒液のことです。巻にはさまざまなマウスウォッシュ剤があるようで、お使いの方もいらっしゃるかと思います。では、このマウスウォッシュ剤とは、いったいどういうものなのでしょうか？

マウスウォッシュ剤は基本的に消毒が目的なので、もっとも重要な成分は抗菌成分です。マウスウォッシュ剤は口腔粘膜に使用するものですから、粘膜に対する刺激性の少ない抗菌成分を用いています。

この抗菌成分として有名なのが、次の3種類です。

・四級アンモニウム
・ビスビグアニド
・ポビドンヨード

このうち日本でもっとも多く使われているのは四級アンモニウムです。広範囲の菌を殺菌し、かつ粘膜への刺激が少ないため、日本ではマウスウォッシュ剤のほかにも、「ファブリーズ」などに広く使われています。

しかし最近では、四級アンモニウムの毒性を指摘する声が上がっています。また海外でよく使われているのがビスビグアニドです。これはクロルヘキシジンとも呼ばれ、マウスウォッシュ剤のほか、歯周外科前、外科後の消毒にもよく使われます。ポビドンヨードはヨード製剤で、日本では「イソジンうがい薬」が有名ですね。ヨード製剤にはアレルギーを持つ人がいますので、使用には注意が必要です。

これらの抗菌成分は、口腔内のすべての細菌を死滅させるものではありません。そしてプラークの中に存在している細菌には、まったく効果がありません。デンタルプラークというのは一種のバイオフィルムであり、物理的および化学的刺激から菌を保護する働きを持つため、プラークが付着している口腔内ではマウスウォッシュ剤は無効なのです。

そもそも口腔は消化器官の一部であり、消化器官には常在菌が定着していて、人間と共存しています。口腔内も例外ではなく、常在菌と共生することで外からの有害な細菌感染から体を守ってくれています。ですから口腔内常在菌を常に殺菌し続ければ、口腔内常在菌の細菌構成が変化したり、抗菌剤に対する耐性菌が出現したりしてしまいます。

大腸に大腸菌がいるように、口腔内にう蝕原性細菌や歯周病原細菌がいることは普通のことですから、これを普段から殺菌・消毒しようという考えが間違いなのです。

実際、マウスウォッシュ剤はむし歯や歯周病の予防にはまったく役に立たないどころか、継続的に使用すると粘膜障害や味覚障害までもが起こる可能性があります。まさに体にとって害でしかない代物なのです。

これらに必要性があるとすれば、口の中に急性の炎症や感染部位がある場合や、傷口の治癒を促進するという意味で歯ぐきの外科処置後の消毒などに使われるくらいでしょう。毎日使う口腔衛生用品としては、使うべきではありません。

## 歯間ブラシでプラークコントロール――「歯の常識」の大間違い❺

歯間ブラシやデンタルフロス（歯と歯の間を掃除する糸ヨウジ）は、歯ブラシとともにプラークコントロールを目的として用いられます。プラークコントロールとは、歯に着くプラークを可能な限り除去することです。プラークは口腔内に棲んでいる細菌や菌が分泌するネバネバした物質（グライコカリックス）によってできています。

現在の歯科界では、歯の表面にプラークが形成されることによって細菌は繁殖すること

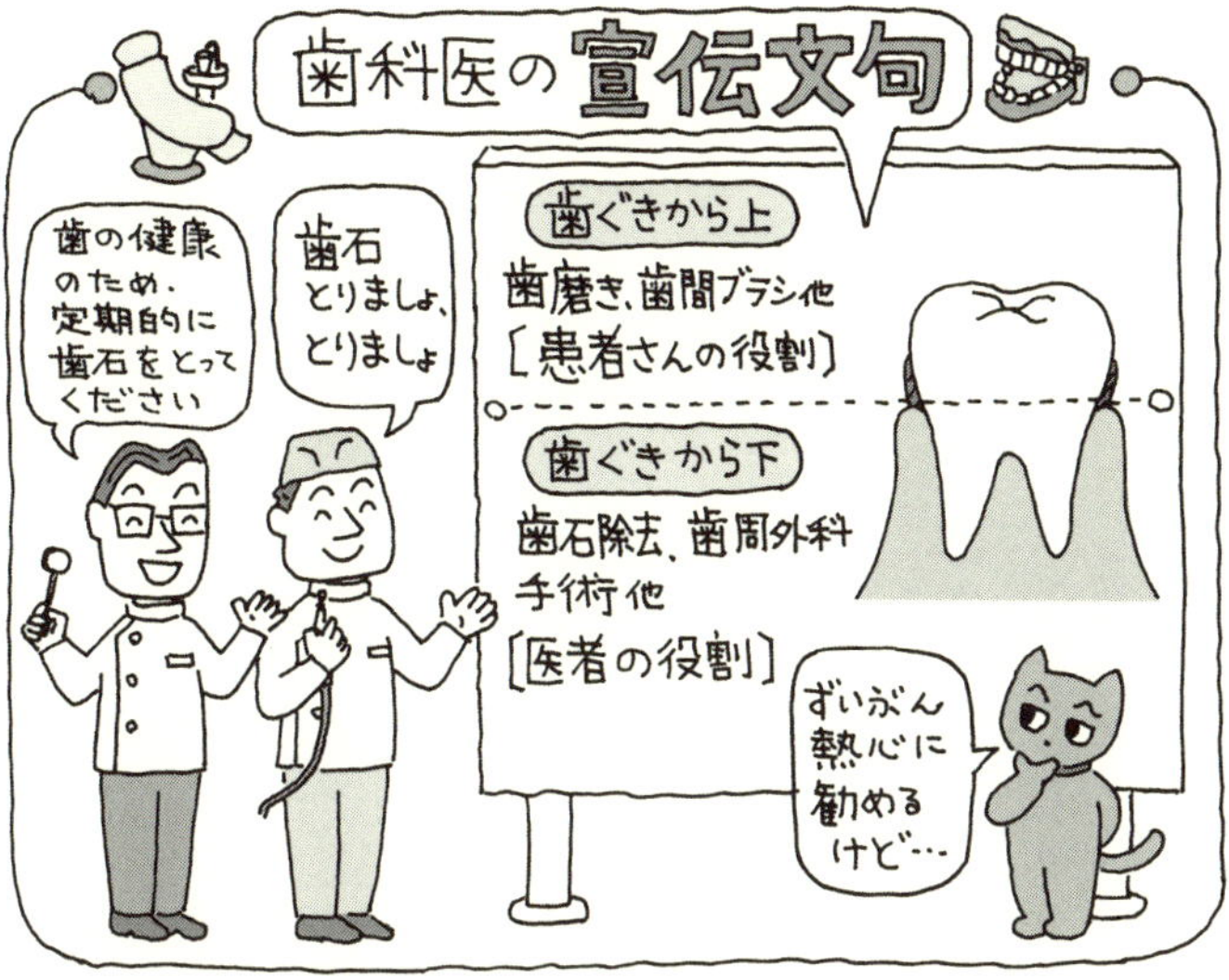


ができ、その細菌がむし歯や歯周病を引き起こすと考えられています。プラークを口腔内から完全に除去したり、口腔内を無菌状態にすることは不可能ですので、可能な限りプラークを除去しましょうということで「プラークコントロール」という考えが提唱されています。

人間の体は外界とつながっている部分すべてに、多かれ少なかれ細菌が棲み着いています。これを常在菌と呼ぶのですが、口腔内の常在菌はたとえ一時的にせよ、決して完全に除去することはできません。同様に、プラークも完全に除去することはできません。またどんなに徹底的に除去しても、時間の経過とともに徐々にプラークはまた蓄積していきます。

プラーク自体が口腔内に付着していることと、むし歯や歯周病の発症に直接の関係はありません。ですからプラークを除去しようがしまいが、むし歯や歯周病の予防とは関係がないのです。そうであるなら歯ブラシや歯間ブラシなどによる「機械的プラークコントロール」、および歯磨き粉やマウスウォッシュ剤の薬効成分による「化学的プラークコントロール」は、何ら予防に関係しないことになります。

ただ、歯周病になって歯ぐきや歯を支える骨の破壊が起こってしまったところでは、細菌に対する抵抗力が低下しています。このような部位では細菌からの攻撃を少しでも減らすために、歯磨きや歯間ブラシなどでプラークをなるべく除去してあげる必要があります。ですから歯周病の治療や治療後のメンテナンスにおいては、歯磨き同様、歯間ブラシやデンタルフロスを使ったプラークコントロールが必要となります。

これに対し、歯周病になっていない人にとっては、プラークコントロールはむし歯や歯周病の予防に有効でないだけでなく、歯間ブラシやデンタルフロスの不適切な使用でかえって歯ぐきを傷つける恐れがあります。

歯間ブラシやデンタルフロスというものは、歯周病治療の一環として、歯科医師や歯科衛生士の指導の下に使うのであればよいのですが、むし歯予防を目的に自発的に使用するのはやめておいたほうがよいでしょう。

## むし歯の原因はむし歯菌――「歯の常識」の大間違い❻

むし歯は口の中にいるむし歯菌（う蝕原性細菌）が飲食物中の糖を原料に酸を作り、その酸が歯を溶かすことで起こります。このう蝕原性細菌というのはミュータンス属の菌や、乳酸菌など複数の種類が確認されていますが、これらの菌は自然界に広く存在する非常にありふれた菌であり、ほとんどすべての人の口の中に存在しています。これらう蝕原性細菌を完全に口の中から除菌する方法は確立されていませんし、また感染を防ぐ確実な方法も存在しません。

そもそも、う蝕原性細菌が口の中に棲み着いているというだけでは、人はむし歯にはなりません。ですからう蝕原性細菌というのはだれの口の中にでもいる「常在菌」だと考えていただいて結構です。人がむし歯になるかどうかは、口の中のう蝕原性細菌の質や量とはあまり関係がないのです。むし歯の原因をう蝕原性細菌に求めることは間違っているといえるでしょう。

むし歯ができるかどうかにもっとも大きな影響を与える原因は、う蝕原性細菌のエサともいえる、飲食物に含まれる糖質の摂取量です。糖質の中でも砂糖や異性化糖といった、甘味の強い糖類は特にむし歯を作りやすいことで知られています。つまり、う蝕原性細菌のエサである糖質の多寡がむし歯になりやすいかどうかを決めているのです。

ちなみに昔テレビで、「生まれてきた子どもが2歳になるまでにう蝕原性細菌に感染させなければ、その時点で口腔内常在菌の構成が決まってしまうため、それ以降にう蝕原性細菌が口に棲み着くことはできなくなる。だから子どもが2歳になるまでは、口移しで食べものを与えたり、食器を共用しないようにすれば、その子は、一生う蝕原性細菌に感染せずに済む」という内容が放送されたことがあります。

私の周囲にも赤ちゃんにむし歯菌を感染させないよう異常なほど食器の取り扱いに注意を払っている人がいますが、これはまったくのデタラメであり、こんなことでう蝕原性細菌の感染を防ぐことなどできません。仮に2歳まで感染が防げたとしても、その後に感染すれば定着してしまうのですから、赤ちゃんへの異常な気遣いもムダな努力といえるでしょう。

## 歯周病は歯周病菌が原因——「歯の常識」の大間違い⑦

　歯周病とは歯そのものに起こってくる疾患ではなく、歯の周りにある歯肉や歯を支える骨である歯槽骨《しそうこつ》に起こってくる病気です。初期の段階では歯肉が腫れたり出血したりします。この状態を歯肉炎といいます。さらに炎症が進行すると、歯と歯肉の境目が破壊され、歯周ポケットが形成されたり、歯槽骨が破壊されたりします。このような状態を歯周炎といいます。これらを総称して、歯周病と呼びます。

　確かに歯周組織に炎症を起こす直接の原因は細菌（歯周病原細菌）です。ですが現時点では、歯周病の原因であると断定された特定の菌というものはありません。歯周病の発症や進行に関与しているであろうと推察される一連の菌を、便宜上「歯周病原細菌」と呼んでいるに過ぎません。そしてこれら一連の歯周病原細菌もまた口腔内常在菌であり、だれの口の中にでもいるありふれた菌です。

　つまり、歯周病という病気は特定の細菌感染によって起こる疾患ではなく、全身および局所の免疫力の低下によって起こってくる、いわゆる「日和見《ひよりみ》感染症」なのです。これについては、第4章で詳述しますが、歯周病が日和見感染症であるのなら、歯周病の治療にとってもっとも重要なのは、全身および局所の免疫低下を引き起こした原因を特定し、その原因を取り除くか改善することです。そうして全身および局所の免疫力の回復をしなくてはなりません。

口の中の歯周病原細菌を除菌することはできません。イタズラに抗菌薬や殺菌成分を含んだ薬剤を用いたところで歯周病の予防はできないのです。

## 歯並び・咬み合わせの異常は遺伝的なもの――「歯の常識」の大間違い❽

歯のガタガタや出っ歯、受け口など、歯並び・咬み合わせの異常を不正咬合といいます。

子どもの顔付きが親に似ることと同じ理由で歯並び・咬み合わせが似てしまうものなら、不正咬合の予防というのは現実的ではなく、不正咬合が起こった後にどう治すか、すなわち矯正治療によって歯並び・咬み合わせをどう修正するかということが問題になります。

矯正治療を専門に行なう矯正歯科医をはじめ、日本の歯科医師の多くは不正咬合を遺伝と考え、患者さんに指導したり、矯正治療の勧告をしたりしています。しかしこれは、実ははっきりと結論づけられた根拠に基づく考え方ではありません。

人類の700万年の歴史の中で、食糧生産、すなわち農耕や牧畜を行なうようになったのは、およそ1万1000年前からといわれています。そして食糧生産をするようになるまでの人類は、狩猟・採集・漁労で食料を手に入れて生活していました。

狩猟採集生活を営んでいた頃の人類には、不正咬合は認められていません。そしてむし歯や歯周病といった疾患も、狩猟採集時代には認められていません。現在でも狩猟・採集・漁労で生活している先住民族には基本的にむし歯や歯周病は認められず、不正咬合もまた認められません。この事実が示しているとおり、不正咬合は遺伝ではなく、生活環境によって起こるのです。

不正咬合がなぜ起こるか、不正咬合発症のメカニズムは栄養学的に説明できます。不正咬合が遺伝ではなく、栄養学的に説明できるのであれば、不正咬合の予防もまた栄養学的観点から可能なのです。その具体的な理論と方法は第5章で詳しく説明します。

不正咬合の治療である矯正治療は日本では基本的に保険外診療となり、高額な治療費がかかります。治療期間も長期にわたることが多く、負担の大きな治療です。それを考えれば、不正咬合の治療よりも予防を考えることのほうが本質的といえるでしょう。

## よく咬むことが不正咬合の予防になる——「歯の常識」の大間違い❾

「不正咬合が増えているのは、昔に比べて硬いものを咬まなくなり、あごを使わなくなったからだ」なんて話を聞いたことがありませんか。確かに人間の体というのは使わないと弱っていきますから、咬むことと顎の成長・発育には関係がないこともないでしょう。

しかし、先住民族の食の変化と口腔疾患との関係を調査した報告によると、どうやら違う要因が影響しているようです。

伝統的な食生活を営む先住民族にはむし歯も歯周病もみられず、不正咬合もまた認められません。ところが西洋文明がもたらした近代食を摂るようになるとむし歯や歯周病がみられるようになり、また近代食を摂るようになった親から生まれてきた子どもには不正咬合が認められるようになりました。そして不正咬合を持つ先住民たちであっても、伝統的な食生活に戻ることで、生まれてきた子どもはまた正常な歯並び・咬み合わせを持てることが示唆されました（第6章にて詳述）。

この報告によれば、不正咬合は遺伝ではなく、普段の食生活の変化によって起こるものであると考えられます。同様に、むし歯や歯周病もそうだと示唆されます。そして食生活そのものが同じ条件であるならば、いくら意識的によく咬むことを心がけても不正咬合の予防にはあまり関係がなさそうです。

ですから意識してよく咬むことよりも、先住民族が伝統的に食べているようなものを食べるようにすれば、不正咬合は予防できるでしょう。そうはいっても、先住民族が伝統的に食べているものは、どれもよく咬まないと食べられないようなものばかりなのですが……。

そもそも柔らかいものをしっかりとよく咬むことは困難です。普段から硬くて飲み込みづらいものを摂ることで、おのずとしっかりとよく咬んで食べることになるでしょう。そしてそういう食べものは、栄養学的にも非常に優れた食べものであったり、調理法であったりする場合が多いのです。

## 定期検診でむし歯を予防する――「歯の常識」の大間違い⑩

歯医者さんはよく定期検診の大切さを訴えます。もちろんむし歯や歯周病の治療を過去に行なっている人ならば、治療したところが問題なく経過しているか、またむし歯や歯周病が再発していないかを定期的に確認する必要があります。歯科治療後の定期検診やお手入れのことを、メンテナンスといいます（メンテナンスについては第8章で詳しく説明します）。

しかし、むし歯も歯周病もない人に関していえば、定期的に歯科で検診を受けること自体は予防にはつながりません。歯医者に歯を見てもらうだけでむし歯が減るなんて、そんな都合のいい話はありません。むし歯や歯周病の早期発見には有効ですが、定期検診自体が有効な予防法だというわけではありません。

最近では「予防」と称して、「歯石取り」や「ＰＭＴＣ」（Professional Mechanical Tooth Cleaning）が流行っていますから、皆さんの中にも歯医者から「歯周病予防には定期的な歯石取りが有効です」などと勧められた方がいるはずですが、これにも科学的根拠はまったくありません。

歯石というのはプラークが石灰化し、歯の表面に石のように固くこびりついたものです。プラークは歯磨きで落とすことが可能ですが、歯石は歯の表面に強固にくっついているため、歯磨きだけでは落とすことができません。歯石の表面はプラークが着きやすく、細菌にとって絶好の繁殖場所になります。ですから、プラークを落とし、口の中の細菌の繁殖をコントロールする「プラークコントロール」という観点からは歯石の除去に一定の役割があるということになります。

しかし、歯石は人間の歯だけに着くものではありません。野生動物の歯にも歯石は着きます。伝統的な生活を営む先住民族の歯にも歯石は着きますが、野生動物も先住民族も歯周病にはなりません。このことからも歯石の付着が歯周病の発症に直接、関与しているわけではないことがわかります。

確かに歯石を取ったり歯をクリーニングすることは、口の中がさっぱりするし、歯もきれいになって気持ちが良いものです。ただ、定期的なクリーニングがむし歯や歯周病を防ぐわけではありません。

歯科疾患の予防を考えるときには、歯科疾患のほとんど、あるいはまったくない集団を調べることが参考になります。そしてそういう集団は実際に存在し、伝統的な生活を営む先住民族がそれに当てはまります。残念ながら、先進国で先住民族よりも歯科疾患の罹患率が低い国は存在しません。そして、先住民族の住む世界には、西洋医学も現代歯科医療も存在していないのです。

## 歯医者がむし歯を作ってる

むし歯や歯周病にならないように、定期的に歯医者で検診を受けたり、クリーニングや予防処置を受けることには、なんのメリットもありません。むし歯や歯周病の予防には、本質的に歯科医療は必要ないといえるのです。そして不正咬合の発生のメカニズムを知れば、不正咬合もまた予防可能であり、それもまた歯科が関わるたぐいのものではないことがわかるでしょう。

また重要なこととして、初期のむし歯であれば、原因を除去し食生活を適切に改めることで、むし歯の進行が停止したり、再石灰化による歯の修復が自然に起こる場合もあります。むし歯というのは一度なってしまうと必ず進行していくから早期に発見し治療しなくてはならない、と考えることもまた間違っているのです。

こうしてみてみると、一般的に「予防」と称して歯科で行なわれている検診や処置には本質的に意味がないことがわかります。予防にならない歯科処置が世の中にはたくさんあって、そのために今日の日本人の20歳以上80歳未満の95％にむし歯があるという状況になっているのです。このことは歯医者がむし歯を作っているといってもいい状況にあるのではないかと僕は考えています。

むし歯や歯周病、不正咬合というのは口の中にだけ原因があるのではありません。ですからいくら口の中の処置を行なっても、本質的解決にも予防にもならないのです。

むし歯も歯周病も不正咬合も、その本当の原因を知ることで、これらの疾患を解決し、さらに予防する方法も理解することができます。

そして本書では、その本当の原因を探りながら、これらの疾患を予防する方法を提示してみたいと思います。

その前に、なぜ歯医者は本当のことを言わないのか。テレビやマスコミはなぜ真実を報道しないのか。次の章では日本にむし歯や歯周病、不正咬合がこれほどまでに蔓延している理由と、日本の歯科医療が抱える深い闇について説明します。

# 第2章 歯が悪くなるほど儲かるのは誰？

## ――日本の歯科医療の実態

## 口では「予防が大事」と言うけれど…

日本における「歯の常識」が本当は間違いだらけだとするなら、なぜそれらが正されることなく、広く普及したままになっているのでしょうか。

それはごくわかりやすく言うと、歯科医療界というのはむし歯や歯周病、不正咬合になる人によって存在しているということで、僕が歯科業界に愛想を尽かした理由もここにあります。つまり、むし歯や歯周病、不正咬合になる人が多ければ多いほど、歯科医療界は儲かるようにできているのです。

そしてこれは、歯科医療に限らず医療界全体の根本的な利益構造でもあります。すなわち世の中に病人が増えれば増えるほど、医療界全体が儲かるのです。

このような構造の中で、医療界が本当に予防になるようなことを考えるでしょうか。医者も歯医者も「予防が大事」と口では言いますが、本音では患者が減っては困るのです。患者は減るどころか、むしろ増えてもらわなければ困ります。かくして医療界からは本当に有効でかつ実行可能な予防法や、予防に関する知識は提供されないのです。

歯科疾患に限らず多くの慢性疾患が蔓延するようになった現在では、国民の健康に対する関心は日に日に増しています。

そういう国民心理につけ込んで、医療だけでなくいわゆる健康産業もまた成長してきました。さまざまな企業が国民の健康意識を利用して、自社の健康食品や健康グッズ、サプリメントの販売や各種セミナー、代替医療などを提供しています。そういう健康産業が普及し、多くの人がそれらを利用するようになっても、一向に慢性疾患の発症率は低下する気配を見せません。

医学を批判したり補ったりしながら予防的効果があると喧伝している割には、それらも何ら予防効果は認められないものばかりのようです。健康産業もまた、社会に多くの疾患が蔓延することで利益を得る産業なのですから、本質的な予防や健康にはつながらないのもうなずけます。

さらに製薬会社や健康産業などはマスコミの主なスポンサーですから、テレビなどのメディアが正しい予防に関する情報を報道することはありません。かくして大衆に真の情報が伝えられることは、決してありません。

# 良質の治療は医院の利益に反する

日本の歯科医療の闇を考えるうえで避けてとおれないのが日本の社会保険制度です。

日本では生活保護受給者などを除き、すべての国民に健康保険の加入が義務づけられています。加入する医療保険は職業や年齢で変わり、大企業の従業員らの「組合管掌健康保険」(組合健保)、中小企業の従業員らの「全国健康保険協会管掌健康保険」(協会けんぽ)、自営業者や会社を定年退職した人は「国民健康保険」に加入するのが一般的です。2008年4月からは、75歳以上は後期高齢者医療制度に入ることになりました。

加入する医療保険によって保険料や窓口負担率は変わりますが、保健医療のシステム自体は加入する医療保険に関係なく共通しています。これを診療報酬制度といい、診療の流れや診療報酬(医療機関が受け取る治療費のこと)などが細かく決められています。診療報酬制度によって、全国一律同一料金で、同一の医療サービスが受けられるのです。

日本ではこの医療制度によって、安価に医療が受けられます。しかしこの制度にはさまざまな問題もあるのです。制度としては全国で同一の医療サービスが受けられるようになっています。ところが一方で、医療サービスを提供する民間の医療機関は営利目的で運営されていますので、ここに医療制度のひずみが生ずることになります。

そしてまた、歯科医師側は自分の行なった医療行為の結果に対する責任を負いません。治療行為そのものが妥当であるならば、治療の結果治らなかったとしても、なんら責任を負う必要はないのです。これは医療サービスというものの特質でもあると考えられます。もし医者が治療の結果に責任を負わなければならないのなら、だれもガンの手術を行なおうとしなくなるでしょうから。そして治療行為そのものの妥当性を判断する第三者機関も存在しません。歯科医師が治療の結果に責任を負う必要がなく、それを判断する第三者もいないのであれば、歯科医師側が質の高い治療を施すかどうかは、ひとえに歯科医師個人の良心にかかってきます。

この良心に左右される治療の質というものは、どうしても不安定にならざるを得ません。また、その背景には、つねに病院経営＝利益の追求という至上命題が横たわっています。

その結果どういうことが起こるかというと、質の低い、いい加減な治療を施せば施すほど、後々再治療が必要になり、さらなる治療費を得ることができるようになるのです。逆に良質の治療を施せば、再治療が生じなくなってしまいますから、治療行為が減っていき、病院経営も苦しくなってしまいます。このように歯科医院経営者にとっては、治療の質と歯科医院の利益は、利益相反行為（ある行為により、一方の利益になると同時に、他方への不利益になる行為）となるのです。

そんなバカな、と思われるかもしれませんが、これが歯科医院だけでなくあらゆる病院経営における「現実」です。そして利益を上げ、成長し続けている医療法人ほど、まさにこの構図どおりの病院運営を行なっているところが多いのです。

すなわち患者さんに気づかれない程度にいかに診療の手を抜くか、いかに再治療になるような診療を行なうかに、病院経営成功のカギがあるのです。

## 儲けのテクニック

ではいったい、どのようにして歯医者が再治療となるような治療を行なうのか、具体例を挙げて説明しましょう。

まず古典的な方法として、むし歯の治療の際、むし歯に侵されている歯質（感染歯質）

を全部取りきらず、少し残しておくというのがあります。むし歯が残ったままでその上から詰めたり被せたりすると、詰めものや被せものの下に残っているむし歯が徐々に大きく広がっていきます。しかし詰めものや被せものの下で広がっていくむし歯というのは、なかなか発見できません。そうして詰めものや被せものが外れたり、歯が痛くなる頃には、すでに相当むし歯が進行してしまうのです。

多くの読者の方にとっては信じられないケースでしょう。しかし、残念ながら、僕のクリニックでの歯科臨床のうち、他のクリニックで治療した歯の再治療のかなりの部分で、前回治療時のむし歯の取り残しが広がっているのが見受けられるのです。

特に詰めものや被せものが外れたという場合、９割方は中でむし歯が広がったことが理由だといえます。むし歯が詰めものや被せものの中だけで広がっている場合には、原因は前の治療時の取り残し以外に考えられません。

前に治療したところがすぐに外れたり痛くなったりすれば、普通の人なら以前の歯医者での治療に問題があったと疑うのではないかと思われることでしょう。しかし患者の多くは歯医者がそんなことをするわけがないと信じていますし、もし前の治療の不備を疑われても、歯医者はこう言ってごまかすことができます。

「あなたの歯磨きの仕方が悪いから（きちんとできていないから）、またむし歯になったのですよ」と。

僕が、第1章の一番最初に「歯磨きはむし歯を予防しない」と書いたのには、こういう理由があったのです。多くの歯医者にとっては「歯磨きの仕方が悪いから、むし歯になる」というのは、患者にむし歯の本当の理由を知られないようにするだけでなく、治療の不備を患者に責任転嫁するのに非常に都合が良い理屈なのです。そうやって歯医者は〝お得意様〟を作っていきます。ですから、患者に「歯磨きの仕方が悪いから、むし歯になる」と告げる歯医者には、決して行ってはいけないのです。

同様に、根の治療の不備で歯が痛くなったり歯ぐきが腫れたりしても、同じように患者の歯磨きのせいにしてしまう歯医者が存在します。

そして、再治療で十分に治すことが可能であっても、抜歯してしまうケースもあります。特にインプラントを熱心に勧める歯医者では、歯がなくならなければインプラントはできませんから、保存可能な歯であっても抜歯するケースがあるのです。とりわけ東京都内では歯医者が過密でどこの歯科医院でも売上げ増に必死ですから、このような悪辣《あくらつ》な治療に手を染める歯医者が後を絶ちません。

## 子どものむし歯は治療しない

また、子どものむし歯治療においては、もはやきちんと治療しているところを探すほうが難しいくらいです。

子どもは泣いたり暴れたりし、治療にも手間がかかるので、なるべく早くケリをつけてしまいたいというのと、乳歯はいずれ永久歯へと生え変わりますから、手抜き治療を行なっても後々問題になりにくいのです。

子どもは大人以上に痛みに弱いですから、決して痛みを与えないように治療しなければなりません。しかし、子どもに痛みを感じさせずに麻酔をするには非常に高度な技術が必要になります。ですから多くの歯医者では、「麻酔をせず、むし歯をろくに取ることなく、上から詰めて終わりにする」ということがままあります。そうして子どもの口の中はどんどん崩壊していくのです。

この惨状に拍車をかけるのが、子どもの窓口負担分の公費負担制度です。たとえば東京都であれば、６歳になって最初の３月31日までは「乳幼児医療費助成制度（マル乳）」の適用を受けると窓口での負担額が0円になります。窓口負担がありませんから、親は歯医者がどんな処置をしたか、処置内容への関心が薄くなります。これが不正診療、不正請求の温床になるのです。すなわち再治療になっても、やってもいない治療をでっち上げてカルテに記載し、保険請求することでお金を稼ぐのです。来院回数が増えればそれだけ不正請求できますから、歯医者がむし歯治療にまともに取り組もうとしなくなるのも道理でしょう。

## デッチアゲしやすい歯周病治療

歯周病の治療はもっとも不正が多い治療です。

やってもいない治療をでっち上げる、いわゆる〝架空診療・架空請求〟を、詰めものや被せもので行なった場合、厚生局の監査が入ると、患者の口の中にはしっかりと証拠が残っています。患者の口の中の詰めものや被せものの状況をチェックすれば一発で不正が発覚してしまうというわけです。

その点、歯周病の治療であれば、歯石を取ったり歯ぐきに対する外科処置などは口の中に証拠が残りません。ですからやろうと思えば、不正をやりたい放題なのです。

歯周病の患者に適切な治療を行なわず、歯周病の進行で歯が失われてしまったとしても、さらなる歯科治療が必要となるのですから、歯科医にとってはむしろ儲けにつながるだけの話です。インプラントの需要だって増えることでしょう。

患者の口の中が悪くなれば悪くなるほど歯医者にとっては儲かる仕組みが現在の歯科医療制度なのですから、この制度下でまともな歯周病治療を受けられるほうが珍しいとさえいえます。

## 「手抜き」を誘発する、患者側の要求

むし歯が進行して、歯の神経が入っている部分（歯髄）に達すると、神経が刺激されて強い痛みを生じます。こうなると痛みを取るためには歯髄組織をすべて取ってしまわなければなりません。歯の歯髄組織を取る治療を「根管治療」といいます。この根管治療もきちんとなされないことにおいては、ある意味歯医者の間では有名な治療です。

根管治療は歯の中にある歯髄組織を完全に除去し、根管内を可能な限り消毒し、再びば

い菌が入り込まないように根管内を緊密に封鎖する治療です。ここで根管内の消毒や封鎖が不完全だと、治療後しばらくしてから根管内に残ったばい菌が繁殖してきて、歯の根の先端から歯を支える骨の部分にかけて大きな病巣を作っていきます。これを根先病巣と呼びます。いったん根先病巣ができてしまうと、根管治療で治すことは非常に困難となり、予後（病後の経過のこと）が不良となってしまいます。

しかし、歯の神経を取ってしまうと痛みは取れますから、患者にとってみれば、根管治療がきちんとなされているかどうかを知り得るすべはありません。そうして不完全な根管治療であっても、数カ月から数年の間はまったく無症状に経過することもしばしばあります。自覚症状だけでは、治療がきちんとなされているかどうか、患者にはわからないのです。

しかしこれには患者側にも問題があります。歯科業界以外の人と話していて、良い歯医者の条件として、「治療が早く終わる」とか、「通院回数が少ない」というのが挙げられます。しかし質の高い、予後の良い治療をしようとすればどうしても手間や時間、回数がかかってしまいます。そうやって良質な治療を心がけている歯医者を、患者は「あそこは時間がかかってなかなか終わらない、悪い（下手くそな）歯医者だ」と判断するのです。もちろん、本当に下手だから時間がかかっている歯医者もあるでしょう。しかしそれでも患者は質の高い治療だから時間がかかっているのか、下手だから時間がかかっているのかを判断することができません。

このような手抜き治療は枚挙にいとまがありません。そうやって治療の質を下げ、手を抜いて早く終わらせれば、患者は感謝し、良い歯医者だと評価してくれるのみならず、しばらくするとまた治療したところが悪くなって治療に通ってくれるようになります。かくして患者は治療の繰り返しを強いられ、歯医者は「お得意様」を確保していくのです。

## 〝薄利多売〟の歯科業界

歯科医師ばかりを悪者にするのは、僕も歯科医師ですから心が痛みます。歯科医師側からみた日本の保険医療制度の問題点も挙げないと、不公平です。

日本の歯科保険制度における診療報酬は、ＯＥＣＤ（経済協力開発機構）加盟国の診療報酬の平均と比べると、治療内容によっても異なりますが、おおむね６分の１から８分の１となっています。アメリカの各専門医の診療報酬からみれば、12分の１から20分の１でしかありません。中国の一部である香港と比較しても、日本の診療報酬は約半分に過ぎません。これほどまでに安い診療報酬で、日本の歯科医療機関経営者は利益を上げなければならないのです。

日本は家賃も物価も人件費も、先進国の中でトップクラスの高さです。そういった環境の中で極端に安い診療報酬で働いているというのが、日本の歯医者の実態なのです。さらに昨今では歯科医師が増えすぎて、都市部では過当競争に陥っています。現在日本全国で歯科医師は約10万人、歯科医院数は約6万8000軒もあります。このような環境で歯科医療の質を求めるのは、無理な相談でしょう。

この日本の歯科医療の現状に際し、最近では保険診療を行なわない、いわゆる「自費専門」の歯科医院というものも登場してきました。しかしこういった診療報酬制度の外にある歯科医療というものに適応できる民間の医療保険というものも充実しておらず、なかなか認知させることが難しいようです。まだまだ圧倒的大多数の日本人は、現行の保険診療での歯科治療を希望しています。

このように日本の保険診療での歯科医療は、薄利多売が基本となって、なるべく短い処置時間でたくさんの患者を診療しないと利益が出せない構造となっています。しかし前述したように歯科医院数も過剰で、患者数の減少に悩まされていますから、歯科医院はどこも、新規患者の獲得と患者の囲い込みに精を出しています。

## “繁盛する歯科医院経営”の誘惑

このことはクリニックを経営する僕にとっても他人事ではありません。

僕自身は、親が公務員で、親族に歯科関係者もいませんでしたので、多額の資金が必要となる開業を行なう気は当初ありませんでした。勤務医時代は分院長も経験し、質の高い治療を保険診療で行なうべく努力していましたが、理事長から売上げを伸ばすようプレッシャーをかけられ、また治療にかける道具や材料費をカットすることを強いられ、さらに他の勤務医の診療の質の低さに悩むようになりました。そして、独立して歯科医院を経営しない限り、自分が正しいと考える歯科臨床は行なえないと考え、現在のクリニックを開業したのです。

しかし、自分が正しいと思う診療を行なっても、僕の治療法を患者が正当に評価してくれることはなく、患者の数も増えないままで、経営は苦しくなる一方でした。勤務医時代に体験してきた〝繁盛する歯科医院経営〟に手を染めようと、何度思ったかしれません。

それでも、それをしてしまったら、何のために開業したのかわからなくなってしまいます。僕と同じような思いを抱いている歯科医もいるはずですが、〝繁盛する歯科医院経営〟に精を出す歯科医もそれ以上にたくさんいるのです。

歯医者にとってみれば、患者は増えることが望ましく、また増えてもらわなければ死活問題です。このような環境で生活している歯医者が患者を減らすような行動をするわけがありません。かくしてむし歯、歯周病、不正咬合などの歯科疾患を本質的に予防するための正しい方法が世に発信されることはありません。

日本歯科医師会という組織も、日本の歯科医師たちが自分たちの利益を守るために作った組織です。ですから当然歯科医師会の活動内容も、歯科医師の利益や権利の保護のためのものとなっています。先ほど述べたように、治療の質と歯科医院の利益は、相反関係にあります。同様に予防歯科と歯科医院の利益もまた相反関係にありますから、歯科医師会が主導して行なっている国民への歯科に関する予防・啓発事業は、本質的な予防になるはずもありません。

歯科にかかわる健康産業も歯科疾患の患者数が増えれば増えるほど、健康に対する不安感も募っていき、売上げが伸びて、市場が拡大していくことになります。

このように世の中に病気の人が増えれば増えるほど、利益を得る構造を「疾病利権」といいます。疾病利権の享受者にとっては、病気が増えることが望ましいわけですから、疾病利権側から本当の予防に関する情報が出されることはありません。

## どういった歯医者にかかればいいのか？

日本の歯科医療の現状を知れば、むし歯や歯周病、不正咬合になってから救われようとしても、現実には非常に難しいことがわかります。治療の質と歯科医院の利益は、相反関係にありますから、質の高い治療を現行の保険診療制度の枠組みの中で受けようとするのは、無理な相談というものです。

そうかといって、保険外診療であれば質の高い治療が受けられるかといえば、そうとは限りません。患者は治療の質を判断することができないために、せっかく高い治療費を払っても、それに見合った治療をしてもらえる保障はありません。

高価な診療機器を揃えている歯科医院なら、良い治療が受けられるだろうと考える方もいるでしょうが、残念ながらそうとは限りません。治療は人間が行なうのであり、機械が行なうのではありません。

確かに歯科用CTやマイクロスコープ、レーザー機器などは診療の質を高めるのに有効な先端歯科機材です。しかしそれを使いこなす能力の低い人間が使えば、せっかくの先端歯科機材も有効に活用することはできません。そして診療能力の低い歯科医師ほど、患者へのアピールのために高価な歯科機材を揃えたがる傾向があります。

結局、診療の質の良し悪しは、歯科医師個人の能力に帰する問題であり、また利益とは相反する関係にあるため、本当に優秀でかつ患者思いの歯科医師ほど、歯科医院経営には向いていないものです。そして患者は歯科治療の質を判断できないのですから、治療の質で歯医者を選ぶことはできないし、選ぶべきではありません。

ではどういった歯医者を選べばよいのでしょうか。僕は患者に本当のことを告げる歯医者を選ぶべきだと考えています。むし歯の本当の原因や、正しい予防法をきちんと患者に伝える歯科医師こそ、信頼に値する歯科医師であり、治療が必要なときに安心して治療を任せられる歯科医師だと考えています。

本当のこととは何でしょうか。それは第1章で述べたような、一般的に言われている

〝歯の常識〟が間違っているということであり、もっといえば本書に書かれているようなことです。

本書を最後までしっかりと読んでいただければ、むし歯、歯周病、不正咬合の本当の原因と、正しい予防法がわかります。

歯医者にかかって説明を受けたときに、この本に書かれていることと違う説明を受けたなら、その歯医者は信頼に値しない歯医者だと、僕は言い切りたいと思います。残念ながら、これ以外に歯医者の良し悪しを患者が判断する方法はなく、結局は患者が賢くなることがもっとも大切なことなのです。

よい歯医者を選ぶ眼を培っていただくためにも、次章からは、むし歯、歯周病、不正咬合の原因と正しい予防法の実践の仕方について、詳しく説明していきます。

# 第3章 あなたがむし歯に罹るワケ

## ──歯医者が言わないむし歯の原因

## むし歯の本当の原因

そもそもむし歯はどうして起こるのでしょう。知っているようで意外と知られていない、むし歯の本当の原因について、ここでは少し専門的な話をしてみましょう。

むし歯は口の中にいるむし歯菌（う蝕原性細菌）が糖を原料に酸を作り、その酸が歯を溶かすことで起こることは、第1章で説明しました。

う蝕原性細菌は口腔内常在菌であり、だれの口の中にもいる非常にありふれた菌であること、またう蝕原性細菌を口の中から完全に除菌することも感染を予防することも現時点では不可能であることも説明しました。そしてむし歯の原因が糖であると書きました。

う蝕原性細菌は糖を原料に酸を作り、歯を溶かします。ですから、むし歯とは、ひと言で言って、糖の摂りすぎ、すなわち糖質の過剰摂取によって起こる疾患なのです。

糖と一口にいってもさまざまな種類があるのですが、特に砂糖や異性化糖など、強い甘みを持つ糖類はむし歯を発症させるリスクを飛躍的に高めます。ちなみに異性化糖とは、ブドウ糖果糖液糖や果糖ブドウ糖液糖のことを指します。アメリカでは異性化糖はトウモロコシから作られるので、HFCS（High-fructose Corn Syrup）と呼ばれています。ジュースやお菓子、アイスクリームなどによく用いられています。ここでは異性化糖も含めて〝砂糖〟で説明していきましょう。

予防歯科の教科書的には砂糖だけがむし歯発症のリスク要因というわけではなく、宿主の要因、病原菌の要因など、さまざまな要因が相互に関与するとされています。また、砂糖の摂取についても、摂取回数や摂り方（固形物か液体か）によって発症リスクは変わるため、むし歯にならない「かしこい」砂糖の摂り方を指導するべきと書かれていたりします。

むし歯は確かにさまざまな因子が絡んで発症する疾患ではあります。しかし、プライス博士の『食生活と身体の退化』のほか、『砂糖の歴史』（エリザベス・アボット著）、『文明崩壊』（ジャレド・ダイアモンド著）などにおいても、西インド諸島での砂糖生産量の増加にともないヨーロッパで砂糖が普及し、その結果むし歯が増加したことが示されており、むし歯発症率は砂糖の摂取量に単純に比例すると考えてよいと思います。つまり、むし歯は砂糖の摂りすぎによって起こるのです。

## 歯の自己修復をジャマする糖

歯にはむし歯を自分の力で修復しようとする働きがあることをご存じでしょうか。

これは「歯の再石灰化」といって、むし歯になってしまっても初期のうちであれば、自己修復能によって自然治癒することがあるのです。

歯の再石灰化とは、歯の表面が酸によって溶かされ、カルシウムが流出してしまった部分に、再びカルシウムがくっついて再結晶化することをいいます。主に唾液中のカルシウムイオンが初期のむし歯の部分を再石灰化することによって、歯の表面が修復され、自然治癒するのです。

歯は、酸によって溶かされ（脱灰）、再石灰化によって修復されるということを、常に繰り返しています。むし歯はこの脱灰が過度に進行し、再石灰化による修復が追いつけなくなることによって起こるのです。そして、脱灰は糖を摂ることで作られる酸によって起こりますから、砂糖の摂り過ぎがむし歯の原因となります。しかし、砂糖の摂取をやめ、口の中で酸が作られなくなれば、再石灰化によって初期むし歯なら自然治癒することが可能なのです。

一度歯を削ってしまうと、もう自然治癒は決して起こりません。そして、詰めものや被せものはあくまで異物であり、歯と完全に一体化することは決してありませんから、その歯はむし歯になりやすくなってしまいます。

ですから、むし歯が見つかっても初期のうちであれば、砂糖を一切やめ、再石灰化による修復を促進させるのが最善の手段といえるわけですが、砂糖を摂り続ける限り、この自然治癒に期待することは困難といえるでしょう。

## 「かしこく砂糖を摂る」なんてデタラメ

さらに、砂糖はむし歯の原因となるだけでなく、後述するように非常に危険な物質ですから、「砂糖の上手な摂り方」「かしこく砂糖を摂る」なんていう考えはまったくのデタラメです。僕は、むし歯を予防したければ砂糖を一切摂取するべきでない、と考えています。

しかし、砂糖がむし歯の原因だから砂糖を摂らなければむし歯にならないといわれたところで、一切の砂糖の摂取をやめることはできないでしょう。

栄養学について多少知識のある方は、「糖質はタンパク質や脂質と並んで三大栄養素だし、脳や筋肉の活動のエネルギーとなるものだから人間にとって必要じゃないか」と反論するかもしれません。また、「たかがむし歯の予防のためだけに甘いものを一切摂らないなんて極端すぎる」と思う人もいるでしょう。

そうした考えも踏まえてなお「まったく摂るべきではない」と言えるほど砂糖が害のある物質であることを説明していきたいと思います。

## 砂糖の依存性は麻薬並！

砂糖には高い依存性があり、アメリカでは砂糖の依存性はコカインとほぼ同等といわれています。これが甘いものをやめたいと思っても、なかなかやめられない理由となっています。

「甘いものは別腹」といっても、おなかの中に甘いもの用の胃袋が別にあるなんてことはもちろんありません。では、なぜおなかが空いていなくても甘いものが欲しくなってしまうのでしょうか。そこには砂糖の驚くべき身体的依存性があります。

肥満の方は、よく「満腹感」を感じないと言います。これは満腹を感じる仕組みを知ると理解することができます。

人が空腹感や満腹感を感じるのは、人間の脳にある「視床下部」という部分です。ここには摂食行動を司る部分があります。視床下部の外側野という場所が刺激されると空腹感を感じ、摂食行動を促進するので、「摂食中枢」と呼ばれています。また、視床下部の腹内側野という場所は逆に、刺激されると満腹感を感じ、摂食行動を抑制するので「満腹中枢」と呼ばれています。

視床下部が刺激されるのは、主に2つの場合です。

**①血糖値**

血糖値（血液中のブドウ糖濃度）は、通常80～150mg／dlの範囲で調整されています。空腹時には低下し、血糖値が低下すると視床下部外側野の摂食中枢が刺激されて空腹感を感じます。逆に血糖値が上昇すると、視床下部腹内側野の満腹中枢が刺激され、満腹感を感じ、それ以上の食事を摂ろうとしなくなります。

**②胃壁の伸縮**

食べものが胃に入り、胃壁が伸長されると副交感神経が刺激され、副交感神経は視床下部腹内側野の満腹中枢を刺激し、満腹感を感じます。そして胃で食べものが消化され、腸に送られて胃壁が収縮すると交感神経が刺激され、交感神経は視床下部外側野の摂食中枢を刺激し、空腹感を感じます。これが、胃壁の伸縮による食欲のコントロールです。

この2つによって食欲は精妙にコントロールされています。

## 「甘いものが欲しい!」のワケ——糖質と食欲の不思議な関係

食事から糖質を摂ると、消化酵素によって糖質は単糖まで分解され、小腸で吸収されます。小腸からブドウ糖が吸収されると、血液中のブドウ糖の濃度が上がって血糖値が上がります。このとき小腸から吸収されたブドウ糖が多すぎると、血糖値が高くなりすぎてしまいます。そこで血糖値が上がると、膵臓のランゲルハンス島にあるβ細胞からインスリンというホルモンが分泌されます。インスリンは血糖値を低下させる働きがあるため、血糖値が正常範囲内まで低下します。

食事から糖質を多量に摂取したり、吸収の早い糖質である砂糖を摂ると、急速に血糖値が上昇します。そして上がりすぎた血糖値を下げるために、インスリンが過剰に分泌されます。インスリンは血糖値を強力に下げるホルモンですから、インスリンの過剰分泌が起こると、今度は血糖値が下がりすぎてしまいます。特に普段から大量の砂糖を摂取するような食生活をしていると、血糖値の上昇に対しインスリンが敏感に過剰分泌するようになってしまいます。糖質の過剰摂取とそれに続く血糖値の低下によって、さまざまな症状が起こってくる状態を「反応性低血糖症」といいます（以下、単に「低血糖症」と表します）。

糖質の過剰摂取に続いて血糖値の低下が起こると、摂食中枢は食後にもかかわらず低血糖状態を感知し、血糖値を上げようと空腹感を脳に感じさせます。このため、胃に食べものが入っているにもかかわらず空腹感を感じるのです。

このときの空腹感というのは、「おなかいっぱい食べたい！」というよりは、「何か甘いものが欲しい！」という欲求として感じます。これは、低下した血糖値をすぐに上げようとする脳の欲求と考えられます。低血糖症になると、糖質に過敏に反応してインスリンの過剰分泌が起こるようになりますから、食後の満腹状態であっても甘いものを欲しいと感じるようになるのです。

また、低血糖症になると下がりすぎた血糖値を上げるために各種ホルモン（グルカゴン、アドレナリン、糖質コルチコイド、チロキシン、成長ホルモンなど）が分泌されるようになります。たとえば、アドレナリンは交感神経を刺激する作用を持っており、交感神経は摂食中枢を刺激するため、空腹感を感じさせます。

空腹でもないのに空腹を感じ、さらに食べものを胃に詰め込む。そして食べものや飲みものに含まれている過剰な砂糖によって血糖値が上がり……という悪循環に陥ります。満腹中枢が壊れ、過食に走ると肥満になり、肥満を気にして無理に摂食行動を抑えようとすれば、拒食症になることもあります。実はこれらはどちらも糖質の過剰摂取による低血糖症が引き起こしている病態なのです。

これらは砂糖にハマる身体的依存のメカニズムといえます。

## 脳の「報酬系」を壊す砂糖

甘いものを摂ると、美味しいと感じるだけでなく、心地良いと感じます。

この甘いものを摂ったときに脳が多幸感を感じるメカニズムは、いわゆるドラッグを摂った状態に似ています。甘いものを摂ると、大脳辺縁系にある側坐核というところでドーパミンが分泌されます。ドーパミンは快楽を生む神経伝達物質であり、ドーパミンが放出されると人は快楽を感じます。この、快楽を感じることを司っている脳の部分を「報酬系」といいます。

報酬回路とは、やる気や達成感などに関わる感覚を司る脳の仕組みで、褒められたり、好きなことをしていたりと、良い気分になったときにドーパミンが分泌されます。ドーパミンが分泌されると人は快楽を感じるので、意欲や集中力を高めて効率よく仕事や勉強に打ち込めるようになるのです。しかし分泌量が多くなると、依存症に陥ってしまいます。特に覚せい剤などはドーパミンの異常分泌を促し、強烈な快楽が得られるために依存症に陥りやすいのです。

大脳辺縁系の側坐核にはドーパミン$D_2$受容体というものがあり、ドーパミンがこの$D_2$受容体と結びつくことで快楽を感じます。頻繁に甘いものを摂り続けドーパミンが出続けると、ドーパミン$D_2$受容体がオーバードライブして報酬回路を麻痺させてしまいます。そうなると、今までと同等の刺激では快楽を得られなくなってしまうのです。

このようにして甘いものを摂り続けると、ついにはドーパミン$D_2$受容体が減少し、報酬回路がうまく働かなくなります。そうすると、より強い刺激を求めてより多くの砂糖を摂るようになるのです。こうなると、一日にペットボトルのコーラを2リットル飲むなどといった極端な砂糖依存になったりします。まさに麻薬中毒と同様の状態であり、砂糖中毒といえます。これが砂糖がやめられなくなる精神的依存のメカニズムです。

## だから砂糖がやめられない！

このように、糖質には身体的依存と精神的依存があり、特に甘みの強い糖質である砂糖では、この依存が重篤になる危険性があります。また、ドーパミン$D_2$受容体は依存性を引き起こすすべての物質に関わっていますから、砂糖依存になると、他の依存性を持つ物質（たばこやアルコール、ドラッグ、向精神薬など）にも依存しやすくなります。これを「相互依存」と呼びます。

砂糖の過剰摂取は低血糖症や糖尿病の発症の原因となります。そしてさらにはガンや脳卒中、心筋梗塞、高血圧、高脂血症、腎臓病、脂肪肝などさまざまな慢性疾患の発症や増悪の因子でもあります。歯科においては、むし歯はもちろん歯周病の発症や進行とも関係しています（次章で詳述）。糖質の過剰摂取がある親から生まれた子どもは、先天障害や発育異常が起こりやすく、歯科においても当然、不正咬合になるリスクが高くなります（第5章で詳述）。

砂糖の害を語るうえで最重要な知識は、この低血糖症との関係です。そして低血糖症を知ることで、砂糖が引き起こすむし歯以外の歯科疾患、すなわち歯周病や不正咬合の原因も理解することができるのです。

このように砂糖の過剰摂取によって低血糖症となると、血糖値調節機能が乱れることで心身ともにさまざまな症状が現れ、中には非常に重篤な状態となる場合もあります。ですから砂糖はまさに「万病の元」なのです。

このメカニズムを知れば、砂糖は単なる嗜好品とは思えなくなるはずです。砂糖は立派な麻薬です。ですからむし歯は砂糖という麻薬中毒の症状として現れる疾患であると捉えるべきなのです。

## フルーツ、野菜の糖はどうなのか？

そもそも人間は、糖質が不足しているときに体内で糖を作り出す、「糖新生」という機能を持っています。ですから砂糖は人間の体にとって、本質的には必ずしも摂取する必要はありません。仮にまったく摂らなくても、何ら健康上の問題は起こりません。実際に、世界の先住民族たちは砂糖をまったく摂りませんが、みな健康な肉体を維持しています。砂糖はいわば毒物であり、「百害あって一利なし」という言葉は、まさに砂糖のためにあるようなものです。

天然のフルーツや野菜の中にもブドウ糖、果糖などが含まれています。しかしその量は加工食品やソフトドリンクに含まれている精製された糖類と比べれば少なく、摂りすぎない限りは健康に悪影響を与えるほどではありません。ただし最近の果物は品種改良が進み、非常に糖度が高くなっているため、天然の果物だから大丈夫と考えて摂りすぎてしまうことのないよう気をつけてください。

また、砂糖のほかにも異性化糖と呼ばれる「糖」があります。皆さんも清涼飲料水やお菓子、調味料などの原材料に「ブドウ糖果糖液糖」とか「果糖」といった表示を目にしたことがあると思います。

この異性化糖は最初からブドウ糖と果糖という単糖の状態になっているため、人間においては酵素による分解なしにいきなり吸収されることで、血糖値が急上昇してしまいます。またう蝕原性細菌も酵素による分解なしにすぐに吸収し酸を産生できるため、急速に酸が大量に産生されることによってむし歯を作りやすい糖で、砂糖以上に凶悪なのです。

砂糖が皆さんの考えていたよりも相当危険な毒物であることがおわかりいただけましたでしょうか。

## 疾病利権を支える砂糖

ところで、現在に至るまでの砂糖と異性化糖の歴史を振り返ってみると、「疾病利権」が形作られる構図をわかりやすく理解することができます。

１４９２年にコロンブスがアメリカ大陸を〝発見〟して以来、ヨーロッパでは大航海時代が始まりました。新大陸の植民地化は、最初はインディオの文明からの収奪が目的でしたが、17世紀にはカリブ海諸島を中心に、サトウキビの大規模プランテーションが展開されるようになります。当時高級品だった砂糖はプランテーションの発展により、価格が安くなるとともに、大量に流通する商品となりました。

その後、１９６２年のキューバ危機による砂糖価格の急騰を受け、安定して製造できる、砂糖に代わる安価な甘味料の開発が世界中で始まります。そして１９６５年、日本で異性化技術が開発され、異性化糖が誕生しました。この異性化技術はその後アメリカに渡り、デンプンを用いて作られる、砂糖に代わる安価な甘味料として普及し始めました。しかし異性化糖は液体であり、保管や加工に難があるために、すぐに砂糖にとって代わることはありませんでした。

１９９６年、アメリカのモンサント社は、遺伝子組み換え技術を使ったトウモロコシ、通称「キング・コーン」を作って販売し始めました。このコーンは味がとてもまずく、食用としてはとても食べられたものではありませんでしたが、デンプンの収量が従来種の約５倍と非常に高く、またラウンドアップ（除草剤）耐性で病害虫に対する耐性も持っていたため、栽培のしやすさから農家の間で普及していきました。

アメリカ政府は、トウモロコシを栽培する農家に助成金を出し、その栽培を推奨しました。すると２０００年の時点ではアメリカで生産されたトウモロコシ全体の25%程度に過ぎなかったキング・コーンのシェアが、２００９年には実に85%を占めるほどに急拡大したのです。なぜアメリカ政府が「まずくて食用に不向きなトウモロコシ」の栽培を推奨したのかが重要なポイントですが、この背景には、モンサント社とアメリカ政府の結びつきがあります。アメリカでは政府高官と大企業の幹部が相互に行き来して、大企業にとって有利な政策を政府に取らせたりし、この状況を揶揄《やゆ》して「回転ドア」と呼ばれたりもします。

アメリカでは国を挙げてトウモロコシの生産量を増加させたので、大量のコーンスターチ（トウモロコシから作られたデンプンやデンプン食品）が市場に溢れ、価格は暴落しました。そこでそのコーンスターチを消費するために、異性化糖の生産量を増やしたのです。特に日本では原材料をそのままで輸入するのではなく、加工された状態で輸入すれば遺伝子組み換えの表示をしなくてもよい（キャリーオーバーという）ので、大量に輸入されるようになりました。

ちなみにアメリカではそれでもまだコーンスターチが余ってしまったために、バイオエタノールといってガソリンの代わりの代替燃料まで作って、その使用を義務付けたりまでしました。ここまでキング・コーンを大量に販売すれば、モンサント社の利益も莫大でしょう。その利益の一端を、日本も担っているというわけです。

そうして日本では異性化糖が大量に氾濫《はんらん》し、むし歯の罹患率は歴史上最悪の水準まで高まり、生活習慣病が蔓延し、ガンになる人やうつ病と診断される人が急増してしまいました。これだけ危険な異性化糖がこんなにも氾濫している背景をご理解いただけたでしょうか。

このように砂糖は危険な毒物であり、かつ依存性の高い〝麻薬〟だからこそ、医療界や歯科医療界を支える立役者として、疾病利権に多大な貢献をしているのだということに気づかされます。

第4章

# 歯周病のホントの原因

## 歯周病とはどういう病気か

歯周病も歯科において頻繁に遭遇する疾患です。30歳以上の日本人の86％が罹患し、歯を失う原因としてむし歯に次いで多い疾患でもあります。

歯周病とは歯の周りの組織である歯肉や歯を支える骨である歯槽骨に起こる疾患で、初期には歯ぐきが腫れたり出血したりし、進行すると歯と歯ぐきの境目が破壊され歯周ポケットが形成されたり、歯槽骨が破壊されたりします。

歯ぐきを腫れさせ、時には歯を支える骨を壊すのは細菌であり、歯周病の発症や進行に関与する細菌は「歯周病原細菌」と呼ばれています。この歯周病原細菌もまた、う蝕原性細菌と同様、口腔内常在菌であり、人間の口の中だけでなく野生動物の口の中にも棲んでいる、非常にありふれた菌です。

ですから歯周病とは特殊な病原菌の感染によって起こる病気ではなく、口腔内常在菌によって起こる日和見感染症といえます。つまり、免疫の働きが低下しているときに健康な人では感染しない病原性の弱い微生物によって発症する疾患ということです。

## 人間の免疫の中心「腸管免疫」

歯周組織は免疫によって守られています。免疫とは、病原体や腫瘍細胞など病気を引き起こすような生体異物を取り除くための機構です。免疫機構が正常に働いている限り歯周組織の健康は守られ、歯周病は起こりません。

人間の口（口腔）は、食べものを摂り込む入り口であり、消化器官の入り口です。ですから口腔内に生じる慢性疾患というのは、消化器官の慢性疾患ということなのです。消化器官に問題を起こす原因としてもっとも有力なものは、口から取り込む食べものや飲みものです。普段の食生活の誤りが口腔内の疾患を作り出しているのです。

人間ではこの免疫機構の中心が腸管にあります。これを「腸管免疫」といいます。そして腸管免疫を破たんさせる大きな原因として、砂糖の過剰摂取があります。実は砂糖はむし歯の原因であるのみならず、歯周病の原因でもあるのです。

しかし、むし歯と歯周病では発症のメカニズムがまったく違います。

## 異物をやっつける仕組み――腸管免疫とは何か？

人間は常に病原細菌やウイルス、毒素などの攻撃にさらされています。そういった非自己性の異物を排除し、体の恒常性（ホメオスターシス）を維持するために備わっている防御機構が免疫です。つまり、体には感染症にかかっても、病気を治すシステムが備わっているのです。さらに種々の伝染病に一度かかると、二度と同じ伝染病に感染しなくなるのもまた、この免疫機構のおかげです。これを「免疫記憶」といい、免疫記憶によって同一の疾患にかからなくなることを「獲得免疫」といいます。

この獲得免疫を得る仕組みというのは、人間では主に腸管にあります。ゆえに「腸管免疫」と呼ばれています。

人間の腸管は、食事から栄養分を消化・吸収するのと同時に、栄養以外のさまざまな異物や抗原、細菌やウイルスなどを排除する役割があります。

口から取り込んだ食べものは、胃で分解され、十二指腸で消化されたのち、小腸で栄養分が吸収されます。そして、小腸には体内に取り込んでよいものかどうかを判断する器官が備わっています。この器官をパイエル板といいます。

パイエル板にはＭ細胞という細胞があって、このＭ細胞が異物を取り込み、人体にとって無害か有害かを判断しています。そして有害だと判断すると、抗原情報を免疫細胞の一つであるリンパ球に伝えます。

リンパ球には、大きく分けてＴ細胞とＢ細胞の２種類があります。Ｍ細胞が抗原情報をＢ細胞に伝えると、抗原情報を受け取ったＢ細胞は、その抗原に特異的な反応をする抗体を産生します。また、樹状細胞を通じＴ細胞に働きかけたりして、免疫機構が発動します。

小腸のパイエル板で抗原提示が行なわれると、その情報を持ったリンパ球であるＴ細胞やＢ細胞が全身を巡り、抗原が存在するところまでやってきて、免疫機構が発揮されるのです。これが獲得免疫の仕組みです。

このように腸管免疫は免疫機構の中心的役割を果たしているため、全身の免疫細胞や抗体の60～70％が、腸管に集中しています。

さまざまな病原性細菌から体を守ってくれているのもこの免疫の作用です。しかしこの免疫機能が低下したり破たんしたりすると、口の中も細菌の攻撃から守られなくなり歯周病が発症してしまうのです。そして腸管免疫を低下させる大きな要因こそが、まさに砂糖なのです。

## 低血糖症が腸管免疫を乱す

砂糖の過剰摂取が低血糖症を招くことは、前章で説明しました。砂糖が万病の元であるのは、砂糖が全身の免疫低下や免疫機構の破たんをも招く物質であるからです。そして低血糖症は当然、腸管免疫にも悪影響を与えます。

免疫機構を調節するホルモンに、糖質コルチコイドがあります。この糖質コルチコイドというホルモンは、副腎皮質というところで産生され、分泌されます。糖質コルチコイドの代表はコルチゾールというホルモンで、免疫を抑制することで免疫機構を調整しています。免疫機構にとって非常に重要なホルモンであるため、糖質コルチコイドが十分に分泌されなくなると、免疫機構がうまく働かなくなってしまいます。

低血糖症になると、血糖値を上げるためのホルモンである糖質コルチコイドの過剰分泌が起こり、これが副腎に過度の負担をかけ、副腎疲労を招きます。副腎疲労になると、糖質コルチコイドが十分に分泌できなくなってしまいますから、免疫低下や免疫機構の破たんへとつながってしまうのです。

また低血糖症によって過剰分泌が起こるホルモンの一つに、アドレナリンがあります。アドレナリンは副腎髄質というところで産生され、分泌されます。アドレナリンは交感神経を刺激し、腸管への血流の減少と活動低下を引き起こします。腸管の活動低下は腸管免疫の低下へとつながるのです。

## 砂糖とリーキーガット症候群

さらに砂糖が免疫機構に与える影響はこれだけではありません。

砂糖の過剰摂取が招く怖い病態として、腸カンジダという病気があります。

腸カンジダは腸管内でのカンジダ菌の異常増殖によって起こります。カンジダ菌とは、真菌（Fungi）の仲間であり、カビやキノコの仲間です。そのため、カンジダ菌は、イースト菌とか酵母菌などといわれたりします。一般的な細菌（Bacteria）とは、違う種類です。

カンジダ菌は基本的に腸内にいる常在菌の一つであり、他の菌と共存している分には特に問題にはなりません。しかしカンジダ菌が小腸で異常増殖すると、腸カンジダという病気になります。

このカンジダ菌は砂糖が大好きなので、砂糖の過剰摂取がカンジダ菌の異常増殖を引き起こします。腸カンジダになると、小腸の粘膜に慢性炎症が起こります。小腸で炎症が起こると、免疫機構がうまく働かなくなり、免疫低下や免疫機構の破たんへとつながってしまいます。

また、小腸の微絨毛粘膜は、体に必要な栄養素を吸収するという役割を持っています。糖質なら単糖、タンパク質ならアミノ酸、脂質ならモノアシルグリセロールと脂肪酸の形にまで小さくなったものだけを吸収しています。しかし小腸粘膜に炎症が起こると、大きい分子のままでも体内に入ってきてしまうようになります。これを、リーキーガット症候群（腸管壁浸漏症候群）といいます。

リーキーガット症候群になると、本来人間の体に入ってこないはずの抗原性を持つ高分子化合物まで体内に入り込んでくるようになり、正常な免疫機構が狂ってしまいます。これによってアレルギーや自己免疫性疾患などが起こってしまうのです。特に消化管の機能が未発達な小児がリーキーガット症候群になると、アトピーやアレルギー、喘息《ぜんそく》など、多様な症状が現れます。さまざまな食べものに対する遅延型フードアレルギー、自閉症やＡＤＨＤ、学習障害（ＬＤ）などの自閉症スペクトラムでは、腸カンジダの頻度が高いことがわかっています。

このように砂糖の過剰摂取は、さまざまな面から腸管免疫に悪影響を与え、免疫低下や免疫機構の破たんを引き起こします。ですから砂糖はむし歯の原因となるだけではなく、歯周病の原因ともなる非常に怖い物質なのです。さらに砂糖の過剰摂取が継続し、低血糖症が進行すると、糖尿病へと発展してしまいます。

## 糖尿病がコントロールできないと悪化する歯周病

糖尿病には1型糖尿病と、2型糖尿病とがあります。1型糖尿病では膵臓のβ細胞が何らかの理由によって破壊されることで、血糖値を調節するホルモンであるインスリンが枯渇し発症します。一方、2型糖尿病では、肥満などを原因としてインスリンの働きが悪くなるか、膵臓のβ細胞からのインスリン分泌量が減少し、結果として血糖値の調整がうまくいかなくなることで発症します。

特に2型糖尿病は日本人に多く、日本人の糖尿病のおよそ95%以上が2型糖尿病といわれています。

糖尿病は日本国内の患者数が270万人もおり、社会に広く蔓延している慢性疾患です。糖尿病になると免疫力が大きく低下し、歯周病も発症しやすくなりますし、発症した場合も進行して重篤になりやすくなります。

糖尿病のコントロールが不良だと歯周病もまた増悪し、また歯周病が適切に治療されていないと糖尿病のコントロールも困難になります。このように歯周病と糖尿病とは相互に密接に関連しますから、糖尿病と歯周病の共通の発症因子である砂糖というものがいかに危険な物質かがわかることでしょう。

ここまで説明してきたとおり、口の中に起こる疾患は決して口の中だけの問題でなく、全身の健康と密接に結びついていることを理解していただきたいと思います。

われわれの体は、今まで食べてきたものからできているのです。むし歯や歯周病になるということは、普段の食生活に問題があって起こった結果なのです。

## バリアーの途切れている歯周組織

人間の体は細菌やウイルスなどの微生物から体を守る物理的なバリヤーとして、上皮というものを持っています。この上皮というのは細胞同士が密にくっついていて、異物を体内に侵入させないようにしています。上皮は体の〝内なる外〟でもある消化器官の表面を覆っています。一般的に、体の表面には皮膚という角化上皮が存在し、体の内なる外の部分は粘膜という非角化上皮がその表面を覆っています。この上皮の連続性によって、有毒物質や歯周病原細菌のような病原微生物の体内への侵入をブロックしています。

人間の体には骨や歯という硬組織が存在します。骨は通常、体の内部にあり、上皮のバリヤーに守られて外界に露出することはありません。しかし、体内で唯一この上皮のバリヤーが切れている部分があります。それが歯と歯ぐきの境目である、歯周組織です。歯はその機能上、生体外に露出させねばならず、歯を露出させるために上皮のバリヤーを途切れさせなくてはいけません。当然、上皮のバリヤーが途切れているこの歯と歯ぐきの隙間、歯周組織の部分は体の他の部分よりも構造的に感染に弱くなっています。

歯と歯ぐきの付着部分には、上皮付着と結合組織付着という、2種類の付着があり、生体内への細菌の侵入を防いでいます。付着部分はどうしても連続した上皮よりも弱いですから、リンパ球やマクロファージといった、免疫防御に関係する細胞が多数存在していきます。このリンパ球やマクロファージが歯周病原細菌の侵入に対し免疫力を発揮するためには、先ほど述べた腸管免疫での抗原提示が必要となります。

口の中にいる歯周病原細菌は、食事と一緒に消化管の内部に取り込まれます。そして小腸まで行って、パイエル板で抗原提示を受けることになります。パイエル板で抗原とみなされた歯周病原細菌が歯周組織で繁殖すると、リンパ球や白血球、マクロファージがホーミングで歯周組織までやってきて、抗体を産生したり、細菌を貪食したりして歯周病原細菌を攻撃するというわけです。一方、口の中で病原性を示さない細菌には、免疫機構は働かないようになっていて、このことからも、口の中の常在菌というのが腸内細菌と同様に宿主と共生していることがわかります。

この特異的な免疫機構のほかにも、唾液の中には分泌型ＩｇＡやリゾチーム、ラクトフェリンなど細菌の繁殖を抑制する抗菌物質が含まれています。このように口の中は歯周病原細菌から体を守る免疫機構が発達していることで、歯周組織を守っているのです。腸管免疫をはじめとした生体の感染防御システムが破たんすることによって、歯周病が引き起こされます。歯ぐきや歯を支える骨の健全性もまた、歯周病の発症に深くかかわっています。

## 歯ぐきの健康に必要な栄養素はこれ！

歯ぐきや歯を支える骨を健康に維持するためには、さまざまな栄養素が必要です。その中でも特に重要なものとしては、歯や骨の基質となるタンパク質、歯ぐきのコラーゲン線維の形成に重要なビタミンC、鉄（ヘム鉄）、亜鉛など、また骨や歯の石灰化に重要なカルシウムと、カルシウムの代謝に重要なマグネシウムなどがあります。

まず歯ぐきですが、歯ぐきの表面は粘膜でおおわれています。皮膚も粘膜も上皮なのですが、常に外界からの刺激にさらされている皮膚や粘膜は、新しく作られては垢《あか》として剥がれ落ちていくという、ターンオーバーを繰り返しています。この上皮のターンオーバーに必要な栄養素として、亜鉛やビタミンB群などがあります。これらの栄養素が不足すると、上皮のターンオーバーが正常に行なわれず、炎症に対する抵抗性もまた低下してしまいます。

皮膚のターンオーバーの周期は30〜45日であるのに対し、口腔粘膜のターンオーバーは1〜数日と非常に短いため、亜鉛やビタミンB群の不足は粘膜の不調となって現れやすいのです。また、粘膜の下には粘膜固有層という部分があり、ここは主にコラーゲン線維でできています。コラーゲンはアミノ酸から合成されるタンパク質の一種ですが、アミノ酸のほか、鉄やビタミンCなどの栄養素も必要になります。このため鉄やビタミンCが欠乏すると、粘膜が脆弱《ぜいじゃく》となってしまい、炎症による破壊を受けやすくなります。鉄欠乏性貧血や壊血病（ビタミンC欠乏）では歯肉からの出血がみられますが、これは粘膜固有層のコラーゲン合成が障害されることで、歯肉の健全性が維持できなくなるために起こるのです。

## 現代人に見られる栄養欠乏

栄養欠乏により歯ぐきの健康が損なわれてしまうと、歯周病原細菌からの攻撃に耐えられず、歯ぐきやその下の歯槽骨が破壊されてしまいます。また、歯槽骨も骨の基質であるコラーゲン合成が阻害されたり、骨の石灰化の原料となるカルシウムが不足すると、骨の密度が低くなってさらに破壊されやすくなってしまいます。

骨はコラーゲンを基質に、カルシウムが石灰化といって基質の周りに結晶化して沈着することでできています。ですから骨の健全性を維持するためにはカルシウムはもちろんですが、基質となるコラーゲンも重要です。また、マグネシウムはカルシウムの細胞内濃度の調整に重要なミネラルであり、マグネシウムが欠乏すると、カルシウムを喪失してしまう原因となります。ですから骨の健康のためにはカルシウムとともにマグネシウムが重要なのです。

骨の代謝に関係のあるビタミンといえば、ビタミンDです。ビタミンDにはビタミン$D_2$（エルゴカルシフェロール）と、ビタミン$D_3$（コレカルシフェロール）とがありますが、人間の骨代謝に関係しているのは、主にビタミン$D_3$のほうです。ビタミンDはコレステロールから体内で生合成されるほか、食べものからも摂取しています。そしてビタミン$D_3$は、動物性食品にのみ含まれています。

日本人には特にタンパク質欠乏の人が多く、また女性に多い鉄欠乏や、タバコを吸う人や加工食品をたくさん摂る若者に多いビタミンＣ欠乏による壊血病なども非常に多いのです。このような方には歯科臨床の現場でもしばしば遭遇します。栄養欠乏は決して過去の食糧事情の悪かった時代の話ではなく、現在でもよくみられる問題なのです。

このように、歯周病は全身的な問題によって発症する疾患の、口の中の一症状です。そして、現代人に蔓延している誤った食生活である糖質の過剰摂取と栄養欠乏を改善することで、歯周病もまた予防可能です。

ただ、栄養素をとにかく摂取すればよいというわけではありません。健康を維持するために必要な栄養素は、普段の食事からしっかりと摂取する必要があり、自分の歯でしっかりとよく咬んで食べることには大きな意味があります。そして歯やあごをよく使って咬むことは、歯周病の予防にとってもまた、重要なことでもあります。

## 咬むことの重要性

咬むことによる物理的な刺激は、歯ぐきや歯を支える骨に影響を与えます。足を骨折したときにギプスで固定すると、固定していないほうの足に比べて細くなってしまいます。人間の体というのは使っていないと退化してしまうからです。歯もあまり咬まないで使われないでいると、歯を支える骨の骨密度が低下したり、歯ぐきが薄くなったりします。しっかりと咬むことも歯周病予防にとって重要なのです。矯正治療によって不正咬合を治療することは、決して見た目の問題だけではなく、しっかりと咬めるようにするという咀嚼《そしゃく》機能の改善が重要な目的なのです。

咬むことは食べものの消化・吸収にとっても大切です。食べものはまず口の中で、しっかりと咬むことで細かく砕かれ、磨り潰されます。こうして食物が消化・吸収されやすくなるとともに、唾液がたくさん分泌され、食物と混じり合います。唾液の中には抗菌成分のほかにも、唾液アミラーゼなどの消化酵素やパロチンなどのホルモンも含まれていて、その後の消化・吸収にとって重要な役割を果たします。また、咬むことが脳に伝わると、脳は消化管のスイッチを入れ、胃酸を分泌し、胃を活動状態にします。

歯周病になって、歯を支える骨が破壊されてしまうと、食べものをしっかりと咬むことができなくなってしまいます。食べものをしっかりと咬めないと、唾液も十分に分泌されず、歯周組織に十分な機能的刺激を与えられなくなってしまいます。しかも、その後の消化・吸収がうまく行なえず、栄養素を体に十分取り込めなくなります。これが栄養欠乏を招き、栄養欠乏が原因で歯周組織の健康を維持できなくなって、歯周病が進行する、という悪循環に陥ってしまうのです。

ですから口腔のもっとも基本であり、かつ重要な機能である〝咬む〟という行為こそが、口腔の健康を維持することに何にも増して重要なのです。

## 歯磨きの本当の意味とは？

第1章で、歯磨きはむし歯を予防しないし、歯周病も予防しないと書きました。それは事実ではありますが、では歯磨きに意味がまったくないのかといえばそうではありません。特に歯周病になってしまった人においては、歯磨きは重要な役割を担います。

歯周病の治療においては、全身的な免疫力の改善ももちろん重要ですが、局所の衛生環境を改善し、抵抗力を回復してあげることもまた必要となります。この、局所の衛生環境を改善するために、歯磨きが重要な意味を持ちます。歯周病になってしまった歯周組織に付着するプラークを歯磨きによって除去することで、歯周組織の健康回復を促します。

歯周病における局所の衛生環境を改善させる方法として、歯科で行なわれる処置が歯石取りです。歯石取りはスケーリングとも呼ばれます。歯の表面に強固に付着し、細菌の繁殖のための足場となっている歯石は歯磨きでは除去できませんので、歯医者で除去してもらう必要があります。

特に厄介なのは、歯ぐきの奥のほうに着いてしまった歯石（縁下歯石）の除去です。このような歯石を完全に除去するためには、外科的に歯肉を切開して歯の根の部分を露出させてから、徹底的に歯石を取って歯の表面をクリーニングする処置が必要になります。このような外科処置を伴う歯周病治療を行なう際も、やはり毎日の歯磨きで歯周組織を衛生的に保つ必要があるのです。

このようにして歯周病の専門的な治療を受け、歯ぐきの健康が回復された後も、歯磨きは毎日続ける必要があります。一度歯周病になって歯を支える骨が失われたり、歯ぐきが下がってしまうと、基本的には二度と元には戻りません。そして歯ぐきが下がって歯と歯ぐきとの隙間が大きくなってしまった状態の歯周組織にはプラークが停滞しやすく、歯周病が再発しやすいのです。ですから歯ブラシと、場合によっては歯間ブラシやデンタルフロスなどの清掃補助用具を用いて、毎日口の中を常に清潔に保ち続ける必要があるのです。

そしてさらに、歯周病の再発が起こっていないかどうか、定期的に歯科でチェックしてもらわなければなりません。定期的な口腔内の検診とクリーニングなどの処置を、メンテナンスといいます。

歯周病の原因がわかれば、その予防法もまたおわかりいただけると思います。

歯周病とは全身および局所の免疫力の低下によって起こる疾患です。ですから歯磨きや定期検診で歯周病を予防するのではなく、本質的な歯周病発症の原因である、全身的な免疫力の低下が起こらないような生活を心がけることが重要なのだということをご理解いただけたでしょうか。

誤った食生活を正し、本来人間が摂るべき食事を摂るようにすることで、むし歯も歯周病も予防することができるだけでなく、人間本来の健康を維持していくことができるのです。

# 第5章
# 歯並びは母親の栄養状態で決まる

## 不正咬合が起こるメカニズム

歯にまつわるテーマとして、むし歯、歯周病についで話題になるのが不正咬合です。すでに説明したとおり、歯並び・咬み合わせの異常は遺伝によって起こるのではないと僕は考えています。

確かに子どもの顔つきが親に似るように、遺伝的要因というものは存在します。しかし人間は生まれながらにきれいな歯並び・咬み合わせになるように本来できているはずなのです。それが何らかの理由で正常な成長・発育が起こらなかったために、結果的に不正咬合が起こってしまうと考えられます。

不正咬合が遺伝ではなく、成長・発育の問題であるのなら、不正咬合の予防もまた可能となります。そこでこの章では、不正咬合の成り立ちの原因と、その予防法について詳しく述べていきます。

実にさまざまな不正咬合が存在しますが、大きく分けて、歯の位置の異常による「歯槽性不正咬合」と、上あごや下あごの成長・発育に問題があって起こる「骨格性不正咬合」

の2種類があります。これらはそれぞれ単独で起こることはめったになく、それぞれの異常が相互に関与しながらさまざまな不正咬合を形成していきます。

「歯槽性の不正咬合」には歯の大きさや歯胚（歯の元となる部分）の位置異常、先天欠損や過剰歯、嚢胞《のうほう》や腫瘍、炎症性疾患などが原因となることがあります。

また、「骨格性不正咬合」は嚢胞や腫瘍、炎症、外傷や骨折、感染症などが原因で起こることがあります。

しかし、不正咬合の本質的な原因は、栄養欠乏です。ただし不正咬合となった本人の栄養欠乏ではなく、妊娠前および妊娠中の母親の栄養欠乏（それと恐らくは父親の栄養状態も）が、生まれてくる子どもの不正咬合と密接に関係しています。

## テリアやブルドッグが教えてくれる鼻中隔軟骨の重要性

人間は受精後、約38週で生まれてきます。出生後、赤ちゃんは急速に成長します。特に成長が早い部分が脳で、その大きさは6歳までに成長を完了します。脳を収めている頭蓋《ずがい》骨《こつ》も6歳までにその大きさが成人とほぼ同じになります。

頭蓋骨とつながっているため頭蓋骨の成長の影響を受ける上あごの骨も、6歳までに特に横幅においては9割がた成長を完了します。このときに上あごの横幅の成長が十分でないと、前歯が乳歯から永久歯に生え変わるときにスペースが足りなくなってガタガタの歯並びになってしまいます。このようにガタガタの歯並びは上あごの横幅の成長不良によって引き起こされます。

この上あごの骨の上部は鼻の空気の通り道でもある鼻腔という部分です。鼻腔は右と左で分かれており、喉の奥のほうで左右がつながって一つになっています。鼻腔を左右に分けているのは鼻中隔軟骨という軟骨で、この鼻中隔軟骨の成長が上あごの側方の成長と密接に関係しています。

鼻中隔軟骨が上あごの骨の成長に与える影響を考えるとき、参考になるのが犬の例です。ほとんどのテリアやブルドッグは、軟骨無形成症の遺伝子を持っているため、鼻中隔軟骨の形成不全を引き起こし、あの独特のくしゃっとした顔立ちになるのです。つまり、鼻中隔軟骨がしっかりと形成されないと、歯並びが悪くなってしまうということです。

軟骨は主にコラーゲン（Ⅱ型コラーゲン）とプロテオグリカンという糖タンパク質からできていて、軟骨の成長にあたってはこのコラーゲンとプロテオグリカンの合成が活発に起こります。この際に、ビタミンCや鉄が必要となります。

一般的に骨が形成されるとき、必要な栄養素が不足していると、大きさではなく、骨密度が疎になったり、厚みが薄くなるといったことが起こります。一方で、軟骨の場合は栄養不足によって形成そのものが阻害されます。すなわち栄養が不足していると軟骨が正常な大きさにまで成長できなくなるのです。

## 歯並びはお母さんの妊娠中に決まる

この軟骨の成長において鉄は特に必要なミネラルです。しかし、人間にとって鉄の吸収は難しく、どんなに良い条件でも食事中に含まれる鉄のうち、30％を超えて体内に取り込むことはできません。特に消化管が未発達である6歳までは、食事から十分な量の鉄を取り込むことが困難です。

では、6歳までの子どもがどうやって十分な量の鉄を摂取するかというと、主に妊娠中に母体からもらってくることになります。胎児は胎内で成長している際、出生までに母体からありったけの鉄をもらって生まれてくるのです。

妊娠時の母体に十分な鉄がなかったとしたら、子どもが鉄欠乏の状態で生まれてきてしまいます。ですから妊娠期に母体に十分な鉄がないと、生まれてくる子どもに鼻中隔軟骨の形成不全が起こり、上あごの成長が不足してしまいます。

このように、不正咬合の予防というのは、母親の妊娠前から始める必要があるのです。女性は妊娠に向けてさまざまな栄養素を強化する必要があるのですが、特に鉄を十分量貯蔵するためには、食事から普段の必要量以上の鉄を、最低でも6カ月間は摂りつづける必要があります。

## ガタガタの歯並びの原因

5歳から6歳くらいにかけて、通常は上あごの横幅の成長が大きく起こります。上あごの横幅が広がってくると、それに伴って乳歯の前歯の間に隙間がみられるようになります。

これを「発育空隙」と呼ぶのですが、正常な発育では6歳ごろ前歯が乳歯から永久歯へと生え変わる直前には、乳歯の前歯はかなりの空《す》きっ歯状態になります。

その後、乳歯の前歯が抜け、代わりに永久歯が生えてきます。このときに上あごの側方の成長が十分でないと、乳歯よりも大きい永久歯の生えるスペースが不足し、配列異常、すなわちガタガタの歯並び（叢生）の状態になってしまいます。

日本人には特にこの前歯がガタガタの不正咬合が多くみられます。たとえ前歯４本が並んだとしても、犬歯が生えてくる隙間が不足すると、犬歯が外に飛び出た状態で生えてくることもあります。これは一般的に八重歯と呼ばれる状態です。これはどちらも上あごの横幅の成長不足によって起こります。

ちなみに下の前歯がガタガタになるのは、上顎歯列が狭くなったことにより下顎歯列が狭くなり、下の前歯の並ぶスペースが不足することによって起こります。下の歯並び（下顎歯列）は上の歯並び（上顎歯列）が外側から包み込むように咬み合っているためです。

このように、上の前歯のガタガタも、下の前歯のガタガタも、上あごの横幅の成長が不足するために起こってくるのです（下あごの横幅の骨格的な成長不良というのは起こりません）。

## 出っ歯と受け口も解決できる

出っ歯（上顎前突）は上あごと下あごの前後的な成長のずれがあるために起こります。「上顎前突」という呼び名から、上あごの前方成長が過大なために起こると思われがちですが、実際には違います。

矯正治療を行なう前に、骨格の大きさや成長方向を診査するため、頭部X線規格写真というレントゲンを撮影すると、大半の上顎前突の人には、下あご前方の成長不良が見られます。すなわち、下あごが引っ込んでいるため、上あごが出ているように見えるというわけです。

これも下あごの骨格の成長不良によって起こる不正咬合です。そして上顎前突の場合には、ほぼすべての人に上あごの横幅の成長不良もまた認められますから、上顎前突という不正咬合のきっかけも鼻中隔軟骨の成長不良が発端となって起こると考えられます。

反対に、受け口（反対咬合）というと、下あごが前方に過成長、すなわち伸びすぎることで起こるようなイメージです。反対咬合の治療は、伝統的には成長期に下あごが前に伸びないように、あごの成長を抑える治療（チンキャップ）が主流でしたが、これもさまざまな研究で上あごの前下方への成長不良によって起こることがわかっています。ですから現在では反対咬合の成長誘導にチンキャップは効果がないとされ、使われなくなっています。

上あごの成長が十分でないことで、反対咬合も起こってくるということならば、ガタガタの歯並びも出っ歯も受け口も、そのきっかけはすべて上あごの成長不良、つまり鼻中隔軟骨の成長不良からつながっているのです。

そして、不正咬合を引き起こすのは遺伝ではなく、環境要因です。この環境要因とは、主に妊娠時の母体の栄養状態（と、恐らく父親の栄養状態も）が密接に関係していると推測できます。

不足することで大きな問題が起こる栄養素は、何も鉄だけではありません。一般的に、妊娠時、授乳時、成長期、病中・病後の回復期などは、通常時に必要な栄養以上の特別な栄養を必要とするとされています。その量は、通常時の２～４倍と一般的には言われています。

## 予防矯正の正しいやり方

歯並び・咬み合わせの異常は遺伝ではなく、妊娠前および妊娠中の母体の栄養状態によって起こります。だからこそ不正咬合は予防が可能であり、これから妊娠を考えている親なら予防するための努力が可能です。

しかし、生まれた子どもに不正咬合がみられるのならば、正常な成長・発育へと誘導する予防矯正を早期に施す必要があります。

歯並び・咬み合わせの異常でもっとも多いのは、前歯のガタガタ（叢生）です。これが上あごの横幅の成長不良が原因で起こってくることは説明しましたが、その成長は6歳までにほとんど終了してしまうため、6歳時点で上あごの横幅が狭い場合、将来不正咬合になることが確実に予見できます。ですから6歳時点で上あごの横幅が狭いのならば、速やかに上あごの横幅の成長を引き出す治療を行なうべきです。

この正常な成長・発育へと促す治療を「予防矯正」と呼んでいます。こうした問題を放置すれば、問題はさらに複雑かつ重篤になってしまいますから矯正治療も早期発見・早期治療が非常に大切なのです。

骨格の成長・発育の問題が重篤になってから矯正しようとしても、できることは非常に限られ、また結果も限定されたものとなってしまいます。

実際の予防矯正は、６歳以降で始めることになります。上あごの横幅の成長不足がみられた場合、上あごの側方の成長を引き出す治療、いわゆる上あごの側方拡大を行ないます。

矯正用には、取り外しのできる「拡大床」、取り外しのできない「W‐アーチ」や「急速拡大装置」など、年齢や状態によってさまざまな装置がありますが、いずれも上あごの骨格の側方方向の成長を引き出すための装置となっています。上あごの側方方向の成長を引き出し、正常な骨格の大きさへと誘導してあげることで、永久歯が生えてくるためのスペースを作ります。

上あごの側方拡大は、年齢が進むにつれて装置もより複雑で、治療期間も長くはなります。いずれにせよ、骨格の成長・発育の問題は成長のポテンシャルが残っているうちでなければ是正できません。ですから成長・発育の問題を早期に見つけ出し、適切に対応することで、将来の重篤な歯並び・咬み合わせの問題を回避すべきなのです。

ここまで述べてきたように、普段の食生活を改め、栄養学的に正しい食事を摂る習慣を持つことによって、むし歯も歯周病も不正咬合も予防することができるということをご理解いただけたかと思います。

それは全身のさまざまな慢性疾患の予防にもつながります。そうやって健康で充実した人生を送り、子孫にも健康な生き方を伝えていけたなら、この世に生を受けた幸運に十分に報いることができるでしょう。

そして、正しい食事法が何であるかは、不正咬合が認められない人たち、すなわち食糧生産を開始する以前の原始人や、伝統的な生活を営む先住民族の食生活を詳しく知ることで見えてきます。

そこで予防歯科のカギとなる食生活改善法を知るために、次の章では食糧生産開始前の人類の食生活や、先住民族の伝統食の特徴についてみていきましょう。

# 第6章 むし歯も歯周病もない人たち

## むし歯も歯周病も不正咬合もない人たち

むし歯や歯周病、不正咬合は誤った食生活によって起こることを説明してきました。

では、どういった食生活が正しい食生活であり、むし歯や歯周病、不正咬合を予防することができるのでしょうか。

それを知るためには、むし歯や歯周病、不正咬合が存在しない人たちの食生活を知る必要があります。それは世界の僻地に住む先住民族の人たちです。

予防歯学の父であるW・A・プライス博士は、世界の14カ国に住む伝統集団や先住民族を訪れて、彼らの口腔内をつぶさに調査しました。彼の調査の記録は1939年に『食生活と身体の退化』(Nutrition and Physical Degeneration) というタイトルで出版されています。

この記録によれば、伝統的な生活を営む先住民族にはむし歯や歯周病はみられず、また不正咬合の人もみられませんでした。プライス博士の調査のほかにも、世界の僻地に住む先住民族の人たちは優れた肉体を持ち、健康でむし歯も歯周病も不正咬合も存在しないことが、先住民族について書かれたさまざまな本や文献によって示されています。

さらには人類の700万年の歴史の中で、むし歯や歯周病がみられるようになったのは、食糧生産が始まった今から約1万1000年前からであることがわかっています。食糧生産が始まる前の699万年もの間、人類はずっと狩猟採集生活を送っていました。そして狩猟採集時代の人類にはむし歯や歯周病、不正咬合はみられないことが考古学的調査からわかっています。

また先住民族といっても西洋文明の影響を受け、近代食を摂るようになった人たちにはむし歯や歯周病がみられるようになり、現代社会に生きるわれわれと同じようなさまざまな慢性疾患に悩まされるようになりました。そして近代食を摂るようになった人たちの子どもに不正咬合がみられるようになったのでした。そして、先住民族と一口に言っても、農耕民族や遊牧民族よりも狩猟採集民族のほうが、より健康的で優れた肉体を持っていることが示されています。

この事実が示していることは、狩猟採集生活を送っている民族の食生活こそが人間本来の食生活であり、人間本来の食生活を送っている限りむし歯や歯周病、不正咬合になることはなく、人間本来の健康を維持していけるということなのです。健康の秘訣は健康な人から学べ、ということで、予防歯科という考え方は健康な生き方の実践に他なりません。
それではプライス博士の調査内容を実際にみていきましょう。

## プライス博士の調査旅行

プライス博士は完全な健康体を持つ人たちを求めて、世界中を回りました。スイス人、内・外（アウター）・ヘブリディーズ諸島のゲール人、アラスカ・イヌイット、カナダの最北部・西部と中部の北米先住民たち、およびアメリカ西部・フロリダの北米先住民諸部族、南太平洋の八群島に住むメラネシア人とポリネシア人、アフリカ東部と中部の諸部族、オーストラリアの先住民、オーストラリア北方の島々に住むマレー人、ニュージーランドのマオリ族、そしてシエラ地域と太平洋沿岸のペルーおよびアマゾン流域に住む古代文明人とその子孫たちです。そしてこれらの地域に住む伝統的な食生活を営む先住民の健康状態だけでなく、同一地域で白人が持ち込んだ近代食を摂るようになった人たちの健康状態をも調査しました。

調査の結果はプライス博士が当初考えていたとおりでした。先住民族の人たちにはむし

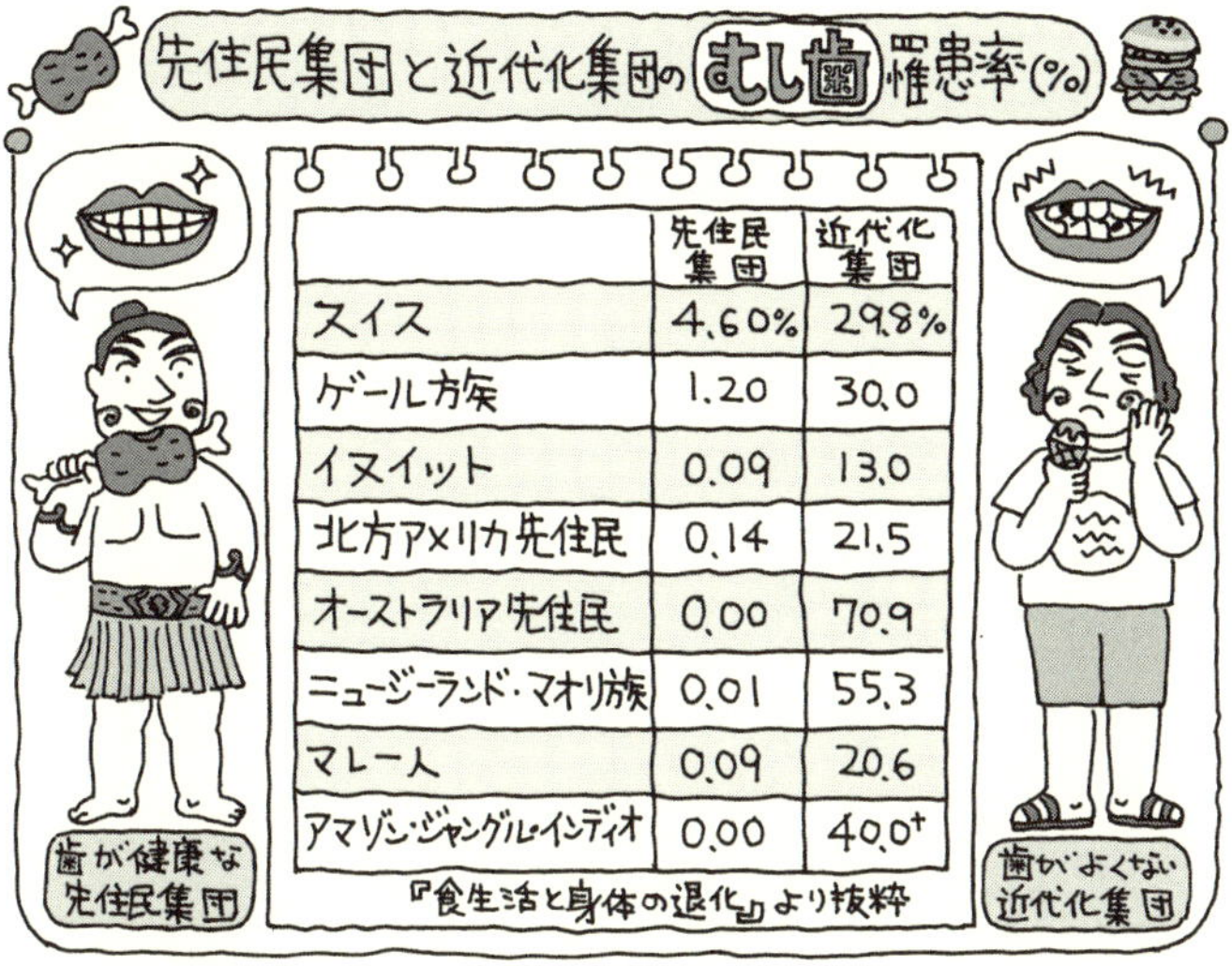
先住民集団と近代化集団のむし歯罹患率(%)
歯が健康な先住民集団
歯がよくない近代化集団
『食生活と身体の退化』より抜粋

| | 先住民集団 | 近代化集団 |
|---|---|---|
| スイス | 4.60% | 29.8% |
| ゲール方族 | 1.20 | 30.0 |
| イヌイット | 0.09 | 13.0 |
| 北方アメリカ先住民 | 0.14 | 21.5 |
| オーストラリア先住民 | 0.00 | 70.9 |
| ニュージーランド・マオリ族 | 0.01 | 55.3 |
| マレー人 | 0.09 | 20.6 |
| アマゾン・ジャングル・インディオ | 0.00 | 40.0+ |

歯はめったにみられず、歯周病に対しても高い抵抗力を持っていました。歯列・咬合も美しく整っており、全身的な健康状態も良好で、人々はみな均整のとれた立派な体格をしていました。感染症に対する高い抵抗力も持っており、当時世界的に猛威を振るっていた結核などの感染症で死ぬ人も皆無でした。

これら先住民族の人たちには、毎日の歯磨き習慣などありません。フッ素を歯に塗ったりもしませんし、定期的に歯医者で検診を受けたり、歯石取りをしたりもしません。

もちろん彼らの口の中にだって、プラークや歯石は存在します。それでも、何一つ手を加えることがなくても、彼らはむし歯や歯周病になったりはしていなかったのです。

一方で、同一の地域に住む同一民族の人たちであっても、白人が持ち込んだ近代食を摂るようになった人たちには、白人社会に蔓延しているのと同様な、さまざまな疾患が見られたのでした。すなわちむし歯や歯周病が多発するようになり、近代食を摂るようになった親から生まれた子どもは顔が細くなって歯列弓が狭くなり、叢生などの不正咬合がみられるようになりました。また、先天異常も増え、感染症や慢性疾患に対する抵抗力が失われていきました。

## プライス博士が発見した事実

ここにプライス博士が発見した特筆すべき事実があります。白人が持ち込んだ近代食を摂るようになり、むし歯や歯周病になった人々も、再び元の伝統食に戻ると、その進行が止まるということです。

たとえば、太平洋諸島に貿易船が頻繁に到着し、精糖が大量に「輸入」されると先住民のあいだにむし歯が増え、その後、貿易船が来なくなるとともにむし歯の進行も止まった、とプライス博士は報告しています。

プライス博士の著書『食生活と身体の退化』から引用します。

「虫歯をつくりだす原因という点で近代的加工食品がどれほど責めを負わねばならないかは、乾燥コプラ（著者注・ココヤシの果実の胚乳を乾燥させたもの）の価格が何ヶ月にもわたって高騰し、貿易船がこれの積み出しのために何回も港に出入りしていた時、太平洋諸島に住む発育盛りの子供たちに虫歯が急速に広まったことを考えれば、実に驚くほどはっきり証明されている。この時コプラの代価として交換されたものは、9割が精白小麦粉と精糖で布地や衣服は1割にも満たなかった。しかしコプラの価格が1トン当たり400ドルから4ドルに下落すると、交易船は来なくなり島民たちはもとの伝統食に戻ったのだが、その結果虫歯の進行も止まった。現に私は、虫歯の進行が止まって孔だけ空いているという状態の人に多数出会ったのである」

この知見から、人がむし歯や歯周病、不正咬合などの口腔疾患になる要因は、普段の食生活と密接にかかわっていることが示されました。

そして、これこそが本当に有効な予防歯科の実践法の基礎となる重要な部分であり、予防歯科の根幹をなす考え方となります。

## 先住民族に学ぶ食生活の特徴

このように現代社会に蔓延している疾患は、食生活の変化によって起こっていることが示されました。身体の退化を引き起こす近代食の特徴として、プライス博士は砂糖、精白小麦粉、精白米、植物油、缶詰食品などを挙げています。

われわれができる食生活改善の第一歩として、まずはこれら健康を害する危険な食品を可能な限り食生活から排除することが重要です。

そうして次に、体に良いと考えられる滋養の豊富な食物を、積極的に摂るようにすべきです。どのような食品を摂るべきなのかを知るためには、先住民族の健康の秘訣である、彼らの食生活を詳しく知る必要があります。

現代社会に生きるわれわれを苦しめているあらゆる慢性疾患とも無縁の生活を送っている先住民族の生活に共通している事柄といえば、すべて生活圏の範囲内で採れるものだけで生活していること、必ず動物性食品を利用していることです。さらに狩猟・採集・漁労で生活している民族は、特に動物性食品の摂取割合が高いことが挙げられます。

菜食主義で完全な健康を維持している民族や集団は、古今東西まったく存在しません。

しかし一方、極北地域に住むイヌイットやアフリカのマサイ族、伝統的な遊牧生活を営むモンゴル人などは動物性食品中心の食生活であり、植物性食品をほとんど、あるいはまったく摂らないで生活しています。

まずは先住民族の伝統食というものがどういうものかを知るために、例としてオーストラリア先住民族であるアボリジニーと、アラスカやカナダの先住民族であるイヌイット、そして日本の先住民族であるアイヌの食生活を簡単にみていきましょう。

## アボリジニーの伝統食

まずはオーストラリア先住民族であるアボリジニーの食生活を紹介します。アボリジニーの伝統食は、ブッシュ・タッカーと呼ばれます。これは、ブッシュ（茂み）にあるタッカー（食べもの）という意味で、アボリジニーが生活しているコミュニティで狩猟・採集・漁労で手に入る食べもののということです。

動物性食品であれば、カンガルー、エミュー、クロコダイル、魚介類などや、ウィッチティ・グラブと呼ばれる蛾の幼虫などを食します。また、植物性食品であれば、果実やナッツ類、ツルナなどの野草、ダイジョなどのイモ類を食しています。ノニ、フィンガー・ライム、ライベリー、バオバブなどのフルーツは有名です。

アボリジニーはこれらブッシュ・タッカーを、生で食べられるものは生で食べ、加熱が必要な食材は、直火で焼くか、熾火《おきび》で焼くか、葉っぱに包んで灰に埋めて蒸し焼きにするかして食します。伝統的なアボリジニー社会には土器はありませんので、鍋で煮たり炊いたりするような調理法は行ないません。

このように調理は非常にシンプルであり、食材に最低限度の手しか加えずに食するのです。これによって、食材に含まれるビタミンやミネラルなどの栄養素を、最大限有効に摂取しているのです。

## イヌイットの伝統食

イヌイットとは、アラスカやカナダに住む先住民族の総称で、単一民族ではありません。緯度の高い地域に暮らす彼らは、一年のうち10カ月は氷に閉ざされた地域で暮らしているため、植物性食品をほとんど手に入れることができません。とはいっても、まったく摂らないわけではなく、子ネズミが集めてきた落花生、ケルプ（大きな海藻類）、ツルコケモモの実、果実花やスイバの草などを採取し、冷凍保存したり、アザラシの油に漬けて保存したりして摂取しています。

そうはいっても彼らの食生活のメインが動物性食品であることには違いなく、鮭、ホッキョクイワナ、ホワイトフィッシュなどの魚類、アザラシ、セイウチ、クジラなどの海獣類、カリブー（トナカイの一種）などの獣肉を食しています。そうした動物性食品を、基本的には生で食べます。そして大切なことは、内臓まで含めたすべての部位を食するのです。アザラシやクジラなどは脂肪が豊富ですが、彼らはそれをそのまま食すだけでなく、食べものの貯蔵に利用したりしています。また、鮭などは卵なども含め、乾燥させて保存食にしたりもします。

動物性食品ばかりだと、一般的に植物性食品に含まれるとされるビタミンCはどう摂取するか気になります。実はビタミンCは、人間や一部の類人猿、モルモットでは合成できませんが、他の大多数の哺乳類は体内で合成することができるのです。ですからライオンなど、完全肉食の動物であってもビタミンC欠乏にはならないのです。ビタミンCは、動物の副腎や脾臓で合成され、貯蔵されています。だからイヌイットたちは、アザラシなどの獣肉の副腎や脾臓を生で食しています。

われわれは通常、ビタミンCを野菜や果物から摂取していますが、新鮮な野菜や果物が年中手に入らないイヌイットでも、健康を維持するのに十分なビタミンCを摂取しているのです。他にも限られた植物性食品を上手に保存しながら摂取することで、ビタミンやミネラルの十分な摂取が可能になるのです。

イヌイットたちは人間が住むには過酷な環境に住んでいるため、長らく文明社会に侵されることなく独自の伝統文化を守って生活してきました。イヌイットは約４０００年、アボリジニーに至っては約４万年前から同一の文化や生活様式を維持してきたといわれています。

彼らが健康でいられるのは、彼らが手に入れられる食料から健康を維持する上で十分な栄養素を摂取することができていたためです。そうでなければとっくに民族は滅亡するか、移住を余儀なくされていたことでしょう。

イヌイットが肉食中心だから、われわれも肉食で健康が維持できると考えるのは早計でしょう。それでも彼らの食生活から健康の秘訣を見いだすことには大きな価値があります。

## アイヌの食生活

アボリジニー、イヌイットと先住民族の伝統的な食生活をみてきましたが、日本の先住民族にはアイヌがいます。アイヌは他の狩猟採集民族とは異なり、狩猟・採集・漁労で日々の糧を賄《まかな》いながらも定住生活を送っていた民族です。

通常、狩猟採集民族は獲物を追いながらの移動生活を送っていることが多く、アメリカ大平原部のネイティブ・アメリカンやオーストラリアのアボリジニーなどはその典型です。しかし日本のアイヌはシャケが遡上《そじょう》し産卵する産卵場近くでの定住生活を送っていました。このように天然の食糧資源が豊富な地域においては、狩猟採集民であっても定住生活を送っている場合があります。

まず、アイヌが狩猟で得ていた獲物は、シカ・クマ・ウサギ・タヌキ・キツネ・テンなどの獣類やエゾライチョウ・キジバト・ガン・カモ類、カケス・スズメなどの鳥類があげられます。中でも特にシカはアイヌの人々にとってもっとも依存度の高い食料でした。

一方漁労で得ていたものとしては、海漁ではクジラ・イルカ・トド・アザラシ・オットセイなどの海獣類やカメ、それにメカジキ・マンボウ・サメなどの大型魚類、ニシン・カレイ・イワシ・タラ・カジカ・コマイ・チカなどの小型魚類でした。このあたりはイヌイットに近いですね。

川漁ではサケ・マス・ウグイ・アメマス・イトウ・シシャモ・ヤマメ・イワナ・フナ・オショロコマなどの魚類が主に獲られていました。

海浜採集ではホタテ・アサリ・ホッキ・コンブ・ワカメなどなどの浜辺に打ち上げられた貝類や海藻類が採集されていました。

山菜採集は春から秋にかけて、主に女子どもが行なっていました。春から初夏にかけては根茎や鱗茎《りんけい》、それにタラノキの若芽やヤブマメの実などが利用されていました。夏から秋にかけては、ハマナス・クロミノウグイスカグラ・イチゴ・クワ・コクワ・ヤマブドウなどの果実やエゾテンナンショウ・ガガイモなどの根茎、タモギダケ・シイタケ・マイタケなどのキノコ類も採集されていました。

定住生活を営むアイヌは一部農耕も手掛けていました。栽培方法は焼き畑農業でヒエ・アワ・イナキビ・インゲン・ソバなどを作っていましたが、これもまた女子どもが行なっていました。

アイヌはチセと呼ばれる家に住み、高床式の倉庫を持っていました。倉庫には常時2年分くらいの食糧が備蓄されていたといいます。アイヌの食料保存法は、主に乾燥だったようです。

チセの中央には炉が切られており、一年中火がおこされていました。そこで鉄鍋をかけ、食材を鍋にして食事を摂っていました。その日獲れた獲物や山菜、備蓄している食糧を鍋に入れ、味付けは薄い塩味だったようです。

アイヌの食生活は、動物性食品が7割、植物性食品が3割と、他の狩猟採集民族とほぼ同じ食材構成だったようです。またアイヌはアザラシなどの海獣から摂れる脂や、シャケなどから摂れる魚油を多く摂っていたこともわかっています。

アイヌの墓地の遺跡の調査結果からは、65歳以上の人骨の出土率が3割以上と、同時代の和人（本州以南に住む日本人）よりも長寿であり、またむし歯もみられなかったことがわかっています。アイヌの食生活から彼らの健康の秘訣を学ぶことには大きな意義があります。

## 健康な人たちは何をどう食べているのか

伝統集団や先住民族たちは、住んでいる地域も違えば、生活様式も異なっています。完全に狩猟・採集・漁労で生活している民族もいれば、部分的にでも農耕や牧畜を営む民族もいます。赤道近くの熱帯に住む民族もいれば、北極近くの極寒の地域に住む民族もいます。それでもこれら先住民族の食生活には、いくつかの共通した特徴が認められました。

先住民たちは、基本的にその土地で手に入る食料で生活していました。しかしどの先住民たちにとっても塩は必需品であり、また内陸部に住む先住民は、乾燥した海藻などの海産物を入手していました。これは、ヨウ素など内陸部では欠乏しがちな栄養素を補充するためと考えられます。動物性食品は特に重要で、その土地で手に入る動物性食品であれば、何でも利用していました。陸生動物や海生動物はもちろん、ヘビやイモムシ、アリやイナゴまで何でも食べていました。

特に成長期の子どもや妊娠前および妊娠中の女性、ところによっては結婚前の男性も、身体の健康を維持する目的以上に栄養が必要なときには、特別な栄養を摂っていました。

これは動物の脳や眼球、内臓の部分だったり、魚の肝や卵を乾燥させたものなど、主に動物性食品が用いられていました。プライス博士の言葉を引用しましょう。

「イヌイット、南洋諸島に住む人々、オーストラリアの北の諸島に住む人々、アウター・ヘブリディーズ諸島のゲール人、ペルー海岸地帯のインディオなどは栄養哺強源として海の幸に多く依存している。以上述べた人々は、共通して魚の卵を出産の特別食に用いる。アフリカの遊牧民族、アルプス峡谷に孤立したスイス人、北インドを含むアジアの高原地帯に住む人々は、非常に良質の乳製品に依存している。アフリカのある地域に住むマサイ族では、牛が新鮮な青草を食べられる季節になるまで結婚するのを待たせた。結婚するまでその良質のミルクを数ヶ月間飲ますのである。アフリカのいくつかの農耕部族では、結婚する6ヶ月前から特別食を与えていた」(『食生活と身体の退化』)

これゆえに先住民族は出産も楽で、生まれてくる赤ちゃんの先天疾患や発育異常はみられず、また不正咬合にもならないのでした。

そして、狩猟採集民族においては、極北地域のイヌイットなどの極端な例を除いて、動物性食品と植物性食品の摂取比率はおおむね7：3でした。この比率には地域差がほとんどみられず一定であることから、人間本来の食性として、この比率がもっとも理想的であろうと考えられます。ですから予防歯科的食生活改善法もこのバランスを参考としています。

## 身体の退化を引き起こした近代食の特徴

一方で、同一民族でありながら近代食を摂るようになった集団には、むし歯や歯周病、不正咬合などが頻繁にみられるようになったのですが、この近代食にも共通してみられる特徴があります。

すべての先住民族たちにとって、近代食は西洋文明から持ち込まれた輸入食品です。それゆえに保存性の高い食品となっていました。これらは主として、砂糖、精白小麦粉、精白米、植物油、缶詰食品などでした。そしてこれらは、現代のわれわれにとってもおなじみの食品ばかりです。実はこれらこそが、現代にむし歯や歯周病、不正咬合が蔓延している主原因であるばかりか、心身に現れるさまざまな慢性疾患の原因でもあるのです。

それがわかれば予防歯科の実践としてやるべきことは、身体の退化を引き起こす近代食を摂らないようにすること、先住民族の伝統食が持つ特徴に近い食事を摂るようにすること、ということになります。

特に重要なことは、体に良いものを積極的に摂ることよりも先に、まずは近代食に共通してみられる食品、すなわち砂糖（異性化糖などの糖類を含む）、精製された穀物（白米や精白小麦で作ったパン、麺類など）、植物油（サラダ油、キャノーラ油、大豆油、ゴマ油、オリーブオイルなど）、缶詰などの保存食品などをなるべく控えることのほうを優先することです。

特にむし歯や歯周病の予防には、砂糖を一切摂らないことが何よりも重要となります。

## 「一日3食」はどこからやってきたのか

僕は一日4食ですが、香港の人は一日5食だそうです。日本人は平均的には3食でしょう。一日3食は先進国では標準的なようですが、そのルーツをご存じでしょうか。

日本人は江戸時代くらいまでは、一日2食が普通でした。江戸時代の農民の一日は朝、日が昇るとともに起き、外がまだ涼しいうちに農作業を行ないます。そして日が高くなってきた頃に農作業をいったん終え、家に帰ってご飯を食べます。ブランチ的な食事を終えると、すぐに昼寝をします。「親が死んでも食休み」というくらい、昼寝は重要です。そして少し日も傾いた頃にまた農作業に戻り、日が暮れるまで働きます。日が暮れたら家に帰って晩ご飯を食べる、というのが農家の標準的な一日でした。

産業革命前のヨーロッパもまた農耕社会でした。ですからやはりヨーロッパ人も朝から農作業に励み、日が昇るとご飯を食べ、その後昼寝をし、涼しくなってからまた農作業に戻る、そして日が暮れるまで働いてから晩ご飯を食べるというのは、日本人と一緒でした。そして昼寝の習慣が今でも、スペインなどでは〝シエスタ〟という長い昼休みとして残っています。

18世紀にイギリスで始まった産業革命によって、農民の多くが都市へと流れ、工場労働者として働くようになりました。工場では夏も冬もなく、昼も夜もなく、長時間の過酷な労働が労働者に課せられました。労働者をより効率的に働かせるために、朝ご飯を食べてから工場で働き、昼に短い休憩時間を与えて昼ご飯を取らせ、昼寝なんてもちろんさせずに夜遅くまで働かせました。そして労働者は家に帰ってから晩ご飯を食べるという、今の一日3食の習慣ができたのです。

労働者が工場で働くようになってから、労働時間は飛躍的に増えました。それゆえ3食になったわけですが、他にも昼寝もさせずに働かせ続けるために、眠気を飛ばすためのカフェインと、即効性のあるエネルギー補給のための砂糖が、工場労働者の定番となりました。これがイギリスでは砂糖入り紅茶、フランスでは砂糖入りコーヒーとなったのです。工業化していく社会もまた砂糖を欲するようになったというわけです。そして、産業革命によって砂糖が安く、大量に生産できるようになったことも、この食習慣に貢献しているのです。

ちなみに学校を作って子どもを教育するということも、産業革命によって行なわれるようになりました。学校教育の目的は、もちろん工場労働者の育成です。字が読めないと、工場での指示のやり取りに支障が出るからで、日本でも学校教育が始まった理由は同様です。現在でも学校教育は労働者育成のためにあります。

一日3食というのは、過酷な長時間の労働を強いるために編み出された食事法にすぎず、その中に砂糖もしっかりと組み込まれているというわけです。ちなみに僕の一日4食というのに特別な理由はなく、食事というものはおなかの空いたときに好きなだけ食べればよいと考えているからです。

## 妊娠前および妊娠中の特別な知恵

先住民族が不正咬合にならないのには理由があります。多くの先住民族では、妊娠前の女性には6カ月間特別な栄養を与え、栄養状態を強化します。これは生まれてくる子どもが丈夫で健康になるようにするだけでなく、不正咬合の予防という点でも非常に重要な意味を持っていると考えられます。

前述のとおり、不正咬合は妊娠前の十分な栄養摂取で未然に防ぐことが可能です。そしてこのことは、たとえ父親や母親、あるいは両親が不正咬合であったとしても、その子どもの不正咬合を予防することが可能であることも示唆しています。プライス博士の報告でも、先住民族の研究において両親が不正咬合であっても、食事を正すことによって生まれてくる子どもの不正咬合が予防されることが示唆されています。

それでは不正咬合予防の中心的な考えをなす妊娠前および妊娠中の特別な栄養補給について、詳しく説明していきましょう。

妊娠前にしっかりと蓄えておきたい栄養素として、鉄、亜鉛、カルシウム、マグネシウムなどのミネラルや、ビタミンA、葉酸、ビタミンC、ビタミンE、ビタミンDなどのビタミンがあります。

中でもミネラルは特に吸収が難しく、また十分な貯蔵に要する期間も長くかかるので、特にしっかりと蓄えておきたい栄養素です。

先住民族が妊娠前に摂る特別な栄養というものは、山岳地帯であればバターや家畜の内臓、イヌイットであれば野生動物の内臓や魚の卵の乾燥させたもの、沿岸部に住む先住民族であれば、魚卵やカニ、貝類など、基本的にはすべて動物性食品です。

また、出産後や成長期の子どもに与える特別な栄養も動物性食品であり、これらの食品には先に挙げた各種ビタミンや鉄、亜鉛などのミネラルの含有量が高いことがわかっています。

普段から栄養豊富な食生活をしている先住民族であっても、妊娠前や授乳期、成長期、病中・病後の回復期など、特別な栄養を必要とする時期にはさらに食事を強化するという事実は、われわれも普段の食生活にはさらなる配慮が必要だという教訓になることでしょう。

## 「鉄」が足りないと赤ちゃんはおなかから逃げ出そうとする

予防歯科においては妊娠前の女性の「貯蔵鉄」を重要視します。妊娠の初期にはつわりなどで思うように栄養摂取ができないこともあり、先住民族の多くは妊娠前の6カ月間に、特別な栄養の摂取を義務付けているのです。

妊娠すると、母体は胎児に優先的に鉄を送ります。妊娠中に貧血になる人がいるのは母体の鉄が足りない場合に、母体の赤血球を犠牲にしてまで胎児に鉄を送るためです。胎児が成長するにつれ、母体の鉄はどんどん胎児に回されます。すると母体の貧血はますますひどくなり、つわりもまたひどくなっていきます。

母体の鉄は胎児に回されるだけでなく、母体自体も胎盤に回す血液量を必要とするので、母体が必要とする血液量は増え、さらに心臓にも負担がかかります。こうして血液中のヘモグロビンが不足するだけでなく、組織鉄も不足するため皮膚はガサガサになり、うつなどの神経症状が現れることもあります。血管のコラーゲン合成がうまくいかないために血管が弱くなり、下肢に静脈瘤が現れたりすることがあれば、それは鉄欠乏が相当に深刻であるということを示しています。

さらに鉄が足りなくなり、これ以上母体が鉄を胎児に回せなくなると、胎児は母体から鉄をもらうことをあきらめ、自力で摂取しようとします。これが切迫早産の原因の一つです。これは胎児が鉄が足りないから生まれてくるしかないという状況に追い込まれた証拠なのです。だから薬で無理やり早産を抑えるようなことはすべきではありません。

妊娠前の鉄の十分な摂取が重要であることがおわかりいただけたでしょう。

## 妊娠前の女性に必要な鉄分量とは?

では、いったいどれくらいの鉄分を摂ればいいのでしょうか。

妊娠前に貯蔵鉄を増加させるのに十分な摂取量の目安として、一日3㎎が推奨されています。鉄をヘム鉄(タンパク質と結合した状態の鉄)で摂取し、鉄の吸収率が20%であるとすれば、食事中に含まれる鉄はヘム鉄で15㎎以上必要となります。

ヘム鉄の多い食べものは、レバー、牛肉やハマグリ、アサリなどの貝類で、豚レバーであれば、100g中13㎎含まれ、15㎎摂取するためには115g摂取が必要です。牛肉のヒレなら100g中2・8㎎ですから、536g食べる必要があります。このことからも、一日にヘム鉄を15㎎摂取するのがいかに難しいかがわかります。

貯蔵鉄がどのくらいあるかを検査するには、血液検査で「フェリチン」という成分の値を測定するのがもっともよいとされています。現在の日本人の、特に妊娠適齢期の女性はフェリチンが非常に低い場合が多く、一桁という人もまれではありません。

フェリチンは有経の女性では80～150ng／mlくらいが望ましいとされています。ですから妊娠を考えている女性は血液検査でフェリチン値を測定し、低ければ鉄を積極的に摂取するべきでしょう。さらに定期的なフェリチンの測定を行ない、100ng／ml以上になれば安心して妊娠しても良いといえるでしょう。

女性が慢性的な鉄不足になると、妊娠しづらくなります。女性の不妊は、栄養が十分に足りていないから、〝まだ妊娠してはいけない〟と体が合図しているのかもしれません。

## ビタミンAは摂るべきか、摂らざるべきか

実は、妊娠前に摂取すべきビタミンとして、昔から知られているのがビタミンAです。

動物でもビタミンA欠乏でさまざまな奇形が起こることがわかっています。先住民族が妊娠前の女性に与える特別な栄養というものも、野生動物や魚の肝臓であったり、魚卵であったりと、ビタミンAを多く含む食品です。彼らはビタミンAというものは知りませんが、妊娠前の女性に特に必要とされる栄養素が豊富に含まれる食品が何であるかを知っていたのです。

これほどまでに重要なビタミンであるにもかかわらず、日本では妊娠前の女性にビタミンAを補給させることに否定的な見解が多く聞かれます。産科のドクターも、ビタミンAの過剰摂取に注意するように指導すると聞きます。

これはなぜかというと、どうやら一つの論文が根拠となっているようです。それは「ニュー・イングランド・ジャーナル・オブ・メディシン」誌に掲載された"Vitamin A and Birth Defects–Continuing Caution is Needed:Godfrey P. Oakley, Jr., M.D., and J. David Erickson, D.D.S., Ph.D.:N Engl J Med 1995; 333:1414-1415"という論文です。

ここには、ビタミンAの大量投与による催奇形性が報告されていて、この論文がきっかけとなって、妊娠前のビタミンAの摂取を控えるように、医者が妊婦に指導するようになったようです。

しかし、この研究で用いられたビタミンA製剤は、レチノイン酸のサプリメントでした。ビタミンAは人間の体内では、「レチノール」「レチナール」「レチノイン酸」という3つの活性型で存在しています。この3つは体内で相互に変換が可能なのですが、レチノイン酸からレチナールには変換できず、外部からレチノイン酸の形で大量に摂取したために催奇形性が認められたのです。

天然に存在するビタミンAはほとんどレチノールですから、過剰摂取による催奇形性の心配はなく、またサプリメントにおいてもレチノールの形でのビタミンAを摂取すればこのような問題は起こりません。

実際、1994年、1995年の日本ビタミン学会において、「経口摂取のビタミンAは、かなり多量に摂っても十分にタンパク質を摂取していれば、副作用は現れない」と報告されています。また、緑黄色野菜に含まれるβ-カロテンなどと組み合わせて摂取するならば、生体は十分に代謝経路で処理することが可能なのです。

ところがいまだに上記の論文のみを根拠に、ビタミンAを否定する人が多くて困ります。

本当に深刻な問題は、過剰摂取によって起こる催奇形性よりも、ビタミンA欠乏によって起こる種々の奇形や発育障害のほうなのです。妊娠を予定されている方は特にビタミンAを豊富に含む食品を積極的に摂ってください。

## 妊婦にも害になる砂糖――妊娠と葉酸

また、妊娠前には特にしっかりと摂っていただきたいビタミンとして、葉酸があります。葉酸とはビタミンB群の一つであり、レバー、緑黄色野菜、果物などに含まれます。一般的には欠乏しづらいビタミンと考えられていますが、意外と不足している方が多いビタミンです。なぜなら、ビタミンB群は糖代謝に関係する水溶性ビタミンだからです。つまり、ビタミンB群の不足は、単に食事からの摂取量が不足しているというだけでなく、糖質の過剰摂取によって糖代謝が亢進し、ビタミンB群がどんどん浪費されてしまうことによって欠乏を招いているのです。糖質過多には、本当に気をつけていただきたいものです。

この葉酸欠乏によって起こる先天奇形の中でも、特に有名なのが二分脊椎症です。これは、発生初期の神経管の閉鎖障害によって起こる先天疾患です。神経管の閉鎖は通常、受精後4週以内に起こるといわれていますから、妊娠が発覚してから葉酸を摂っても通常は遅すぎます。このことからも、妊娠前の栄養状態の精査と十分な栄養補給の大切さがわかるかと思います。

このように妊娠前の女性はさまざまな栄養素を強化する必要があります。健康で丈夫な赤ちゃんを産むためには必要不可欠なことですから、きちんと自覚を持ってしっかりと準備するようにしてください。

この章では先住民族の伝統食の特徴と、先住民族の妊娠前の栄養摂取に学ぶ栄養強化法について書いてきました。

先住民族の知恵は、一つ一つがすべて理にかなっており、本当に驚かされます。しかし、この知恵こそが数千~数万年にわたって民族を存続させてきた源泉であったわけですから、理にかなっているのは当然といえば当然でしょう。

この先住民族の伝統食の栄養学的特長を、現代社会に生きるわれわれがどのように応用すればよいのか、それを次の章で説明していきます。

第7章

# 予防歯科の〝食〟改善法

## 予防歯科的食生活改善法の基本〝先住民食〟

この章では予防歯科実践のための、具体的な食生活改善法について説明していきます。

これから紹介する食事法には、単にむし歯や歯周病を予防するのみならず、さまざまな慢性疾患やガン、認知症などの予防にも効果がありますから、基本原則をよく理解し、できる限り実行していただければと思います。

「健康の秘訣は健康な人から学べ」という言葉が示すとおり、健康で立派な肉体を持ち、高い免疫力を備えている先住民族の食生活を大いに参考にするべきです。そこで、予防歯科の基本となる食生活改善法を、僕は〝先住民食〟と名づけました。

先住民食として大切なことを優先順位の高いものから順に紹介していきます。

基本的な考え方として、何を摂るかよりも、何を摂らないようにするべきかのほうが常に優先されます。体にとって害のある食品の摂取が減っていくだけでも、健康状態が改善されます。逆にいえば、普段食べているものから知らず知らずのうちに、どれだけ有害なものを摂り続けてきたかということでもあります。

先住民食の基本原則として

❶ 砂糖や異性化糖などの強い甘味を持つ糖類の摂取を一切やめること。
❷ 精製された糖質（白米や精白小麦で作られたパン、麺類など）の摂取を控えること。
❸ 加工食品、インスタント食品、ファストフードなどの摂取を控えること。
❹ 植物油の摂取を控えること。
❺ 牛乳やヨーグルトは一切摂らないこと。
❻ タンパク質、特に動物性タンパク質を積極的に摂ること。
❼ 新鮮な野菜や果物を摂るようにすること。
❽ 動物性食品と植物性食品の摂取比率は、７：３が好ましい。
❾ タンパク質、脂質、糖質の摂取比率はカロリーベースで、４：４：２にすべき。

この９項目が基本となります。

## もっとも重要な「砂糖断ち」

まず先住民食の基本原則❶～❹はプライス博士が指摘した、身体の退化をもたらした近代食の特徴として挙げられていた食品ですから、当然避けるべきです。これら身体に害のある食品を摂り続けて、むし歯や歯周病、不正咬合の予防ができるはずもなく、健康でいられるはずもありません。

砂糖が最初に挙げられているのは、その危険性から考えれば当然のことでしょう。また、日本人にとって白米を食べるなどというのは、いかにも厳しいように思われるかもしれませんが、これらはあくまで原則ですから、普段からしっかりとこの原則どおりの食生活を営んでいれば、たまの外食時くらいには好きなものを食べてもよいでしょう。

先住民食の基本原則❺〜❾は先住民族の伝統的な食生活の観察から導き出された食事法です。健康な肉体を持っている先住民族に共通してみられる特徴でもあります。一般的な健康になるための食事法とはずいぶんと違って見えるかもしれませんが、これこそが先住民族の伝統食の特徴であり、食糧生産開始前の人類が摂っていた食事なのです。

この順番にもまた意味があります。優先順位の高い順から書き出していますから、すべて守るのが困難でも、上の順位から優先的に守るようにしてください。

もっとも重要な「砂糖断ち」がもっとも難しいことでしょうから、砂糖をやめるための方法を提案してみたいと思います。

## 砂糖をやめる方法――僕のやり方

砂糖をやめてこそ、真の健康への第一歩となるのですが、逆にそこでつまずいていると先に進めません。甘いものを摂り続けて、他の食べものや健康食品、サプリメントなどにいくら気をつけてもまったく意味はありません。

まず、砂糖をやめるにあたってもっとも大切なことは、砂糖の依存性や危険性に対する正しい知識です。

ここまで説明してきたとおり、砂糖が麻薬であること、砂糖は肉体的にも精神的にもさまざまな疾患や障害を引き起こす非常に危険な物質であることを、まずはしっかりと理解する必要があります。さらに砂糖は人間の健康においてまったく摂る必要のないものであるということも理解してください。

砂糖の危険性について十分に理解するだけで、やめられる人はやめられます。僕自身はそれでやめました。

僕自身も甘いものは好きで、ほぼ毎日のように摂っていました。「もう甘いものは摂らない」と意識してスタートし、砂糖類だけではなく白米や精白小麦で作ったパンや麺類、さらに果物も控えるようにしましたが、やめた当初はやはりそうしたものが恋しくなりました。そんなときは代わりにナッツやチーズを食べてしのぎました。

しかし、1カ月を過ぎた頃から甘いものを見ても食べたいと思う欲求自体がなくなっていることに気づきました。タバコの依存性は90%が精神的依存であり、肉体的依存は10%に過ぎないという説がありますが、砂糖の依存性もそれに近いのではないかと実感します。

「甘いものを摂りたい」という欲求は単なる未練であり、気持ちの問題であるため、それさえ克服してしまえば甘いものをやめることは難しくないと実感しました。

まずは砂糖をやめること、砂糖と完全に決別することを周囲に宣言しましょう。砂糖ほど世の中に蔓延していて、容易に手に入る〝麻薬〟はありません。アルコール中毒の人がなかなかアルコールをやめられないのは、お酒が手に入りやすいからともいわれています。

ところが砂糖はお酒の比ではありません。世の中、砂糖まみれといっても過言ではないくらいに、そこら中に砂糖があふれています。だからこそやめることが難しいのですが、やめるためには周囲の協力は不可欠です。ですから周囲にしっかりと砂糖をやめることを宣言して、協力を仰ぐことが非常に重要です。

そして身の回りにある砂糖を使ったお菓子やジュースなどは、完全に捨てましょう。この先、一生甘いものを一切摂らないのですから、甘いものは手元に置いておく必要はありません。キッチンの調味料としての砂糖ですら、まったく必要ありません。はちみつやメープルシロップもまた一切必要ありませんから、すべて捨て去りましょう。

## 代替甘味料中毒とは？

いわゆる代替甘味料には、甘いものに対する依存性を砂糖以上に高める作用があります。

これゆえに代替甘味料を摂ると、砂糖中毒のとき以上に甘いものを欲しがるようになり、代替甘味料中毒になってしまいます。カロリーを控えようと、ダイエットコーラやダイエットソーダを飲むようになった人が、以前よりも大量にダイエット飲料を飲むようになるというのはそのためです。砂糖に依存していた頃よりもさらに強い空腹感や、過剰な食欲を感じるようになってしまいます。これは甘いものを摂っても血糖値が上がらないために、低血糖症になってさらに強い食欲が起こってしまうためです。

また砂糖中毒の人は当然、低血糖症ですから、血糖値を急上昇させるような食べものは控えるべきです。すなわち糖質のかたまりである白米やパン、麺類、おせんべいやスナック菓子のようなものも徹底的に避けなければなりません。

朝昼晩の食事以外でおなかが空いたときは間食してもよいですが、血糖値を上げないようなもの、すなわちナッツ類やチーズ、小魚やスルメ、お豆腐のようなものを摂るようにしてください。そして朝昼晩の食事でも、血糖値が上がりやすい白米やパン、麺類、精製された糖質で作った加工品は極力避けなければなりません。

また同時に甘い物に対する欲求が収まるまでは、果物なども避けるべきです。果物は食べなくとも健康上、不都合はまったくありません。甘いものに対する異常な欲求から解放された後は、少量であれば摂ってもよくなります。しかし甘いものに対する欲求が残っているうちは、果物であっても避けるようにするべきです。

甘いものに対する異常な欲求がなくなるのは、人によってもさまざまですが、だいたい1～2カ月程度です。甘いものに対する欲求がなくなると、ケーキを見ても食べたいと思わなくなりますし、アイスクリームやジュース類なんて毒にしか見えなくなります。あんなに大好きだったお菓子にも興味がなくなってしまいます。こうなればもう楽なものです。体重や体型も理想的になり、食事が美味しく感じられ、お通じも良くなります。肌や髪の艶も良くなって、風邪も引かなくなります。何より将来の病気に対する不安がなくなりますから、生きていることが楽しくなるはずです。

先住民食の最初のステップであり、もっとも重要なステップでもある甘いもの断ちを、皆さんもさっそく始めてください。

## 精製された糖質の危険性

そして先住民食の基本原則の❷「精製された糖質の摂取を控えること」もまた食生活改善法としては非常に重要なステップとなります。とはいえ白米やパン、麺類が大好きで、毎日欠かさず食べている人も多いでしょう。しかしこれはたいへん危険なことなのです。

精製された穀物も、カロリーは高いのに体に必要な栄養素がほとんど含まれていない食物です。プライス博士も先住民族が退化病に陥った近代食の特徴の一つに、この精製された穀物を挙げていました。

日本では昔から、白米を常食としている人たちの間で「脚気《かっけ》」という病気が流行していました。脚気とは、ビタミン$B_1$が欠乏することによって起こる病気です。お米の外皮(米ぬか)部分にはビタミン$B_1$が多く含まれているのですが、白米に精製してしまうとぬかと一緒にビタミン$B_1$が失われてしまいます。このために白米を常食する文化となった江戸時代以降、脚気が大流行し、たくさんの死者も出ました。

また、日露戦争においては海軍ではいち早く麦飯に切り替わっていたために、脚気で死ぬ兵士はいませんでしたが、陸軍では白米を常食していました。このため陸軍では脚気が大流行し、敵の鉄砲の弾に当たって死ぬよりも、脚気で死ぬ兵士のほうが多かったとまでいわれる状態になってしまいました。

脚気は決して過去の病気ではありません。現在こそ脚気で死ぬ人はいませんが、脚気で栄養欠乏に伴うさまざまな症状を訴える人は多く存在します。しかし単に、脚気だと気づかれていないに過ぎません。ですから、精製された糖質(白米や精白小麦を使ったパンや麺類など)もまた、極力摂らないようにするべきです。もちろん精製された穀物も血糖値を急激に上昇させ低血糖症を惹起しますし、何より摂りすぎれば容易に糖質過多となってしまいます。

また、食生活改善法の3番目は加工食品、インスタント食品、ファストフードなどの摂取を控えることです。特定保健用食品（トクホ）や栄養補助食品と謳われているものであっても、食品表示を見れば添加物まみれであったり、健康を害するものがたくさん使われていて、これのどこが健康に良いのか、首をひねりたくなるものばかりです。加工食品やインスタント食品、缶詰などの保存食品、ファストフードなどは仮に摂るとしても、非常時の最終手段とするべきです。

## 油はこう判断しよう

先住民食の基本原則の4つ目は植物性油を摂らないこととなっています。でもこれは多くの人にとっては意外なことでしょう。しかし完全な健康体を持つ先住民たちが退化病に陥ってしまう近代食の特徴としてプライス博士が挙げていたものの一つに植物油がありました。プライス博士は植物油が人の健康に大きな悪影響を与えることを、繰り返し示唆していたのです。

一般的には動物性油脂よりも、植物性油のほうがヘルシーで体に良いという風潮がありますが、事実はまったく逆です。つまり、動物性油脂のほうが植物油よりも安全である、ということです。そして魚油や海獣（クジラやアザラシなど）の脂は健康にとってもっとも良いとされています。

一部の植物油（エゴマ〈シソ〉油、アマニ油）を除くほぼすべての植物油は、健康に悪影響を及ぼす危険な食品です。特に戦後日本人の植物油の消費量の急増に伴い、慢性疾患や出生率の低下が顕著になってきました。

植物油の危険性を知るうえで基本的な事柄として、その脂肪酸組成を知ることが大切です。植物油の問題として、この脂肪酸組成の違いがあります。この脂肪酸組成は、一般的には4つの種類に分かれます。

・飽和脂肪酸
・一価不飽和脂肪酸のオレイン酸（オメガ-9）
・多価不飽和脂肪酸のリノール酸（オメガ-6）
・多価不飽和脂肪酸のα-リノレン酸（オメガ-3）

このうち多価不飽和脂肪酸は生体内で合成できないため、〝必須脂肪酸〟と呼ばれています。これは人体にとって必須な脂肪酸なのです。ところが必須脂肪酸であってもリノール酸（オメガ‐6）は、摂り過ぎることで炎症を促進する働きがあることがわかっています。

オメガ‐6系不飽和脂肪酸は生体内で代謝され、アラキドン酸から、プロスタグランジン2系の生理活性物質となり、炎症を促進します。一方、オメガ‐3系不飽和脂肪酸はステアリドン酸からEPA、プロスタグランジン3系へと代謝され、炎症を抑制します。

ところが現代の日本人が摂取している多価不飽和脂肪酸は、圧倒的にオメガ‐6が多く、オメガ‐3が少なくなっています。これが多くの日本人にさまざまな慢性疾患を引き起こす原因の一つになっていると考えられています。

このもっとも大きな要因が、現代人の油の摂取において植物性油が多くなっていることです。一般的なキャノーラ油や大豆油、ゴマ油、サラダ油などは、オメガ‐3系不飽和脂肪酸がほとんど含まれず、オメガ‐6系不飽和脂肪酸の割合が非常に高くなっています。ですからこのような植物性油を使った揚げものやドレッシングなどを摂ることによって、オメガ‐6不飽和脂肪酸の摂取比率が高くなってしまうのです。

## 摂ってはいけないキャノーラ油

また慢性疾患の増加は、植物油のオメガ-3とオメガ-6の比率の問題もさることながら、さまざまな毒性物質の影響があるといいます。植物油と一口にいっても、さまざまな種類があり、その中でも単体でもっとも毒性の高い油は、実はキャノーラ油です。ところがキャノーラ油は日本でもっとも消費量の多い油でもあります。キャノーラ油とは、菜種油を品種改良してできた種（カナダにちなんでカノーラもしくはキャノーラと名付けられた）の油です。

なぜ品種改良したのかというと、もともと菜種油には甲状腺肥大を起こす毒性物質が含まれ、また心臓に脂肪蓄積をもたらす物質も多く含まれていたからでした。実際、日本では菜種油は長らく行燈《あんどん》などに使う灯油として生産されていて、食用ではありませんでした。

カナダの研究者たちが、これら毒性物質を大幅に少なくした品種としてキャノーラ種を作り出しました。しかしキャノーラ油の毒性を実際にラットやミニブタで調べた研究では、従来の菜種油とほぼ同等の毒性が認められました。そしてキャノーラ油には、深刻な環境ホルモン作用も認められています。これが、精子減少や不妊と密接にかかわっているといわれています。キャノーラ油の毒性は、部分水素添加の大豆油（マーガリンやショートニングの原料、トランス脂肪酸を多く含む）と同等であるようです。このような油は、本来食用にしてはならないのです。

また、日本で2番目に多く使われている油はパーム油ですが、これも本来食用にするべきでない危険な油です。この油は発ガン性が異様に高いことで有名です。

脂肪酸組成上でみると、ゴマ油はオメガ-6であるリノール酸が約40％と多く、一方オメガ-3であるα-リノレン酸は0・3％しか含まれていません。そういう点から、ゴマ油もまた摂るべきではない油であると考えられます。

一価不飽和脂肪酸であるオレイン酸（オメガ-9）が多いオリーブオイルですが、オレイン酸が多いこと自体は健康上問題ありません。しかし、オリーブオイルは動物実験で容量依存的に発ガン促進作用を示します。またカナダの研究グループは、オリーブオイルの脳出血促進作用を見つけました。名古屋市立大学の奥山治美名誉教授のグループによる研究でも脳卒中のラットで同様の所見を得ています。数々の研究がオリーブオイルの危険性を示しているにもかかわらず、あえて摂る必要はないと僕は考えています。

一方、植物油で比較的安全といわれている油はエゴマ油やアマニ油です。しかしこの油は酸化に非常に弱く、加熱調理には使えないという欠点があります。しかもどちらも生産量が非常に少なく、またサラダ油やキャノーラ油に比べて非常に高価です。オメガ-3不飽和脂肪酸であるα-リノレン酸を多く含むという特徴を持つ油ではありますが、植物油ですからやはり摂り過ぎは良くないでしょう。

## 動物の油に溶け込んでいるアブナイ物質

動物性油脂には油に溶けるさまざまな物質が含まれています。まず、体に良いものの代表はなんといっても脂溶性ビタミンであり、ビタミンA、ビタミンD、ビタミンE、ビタミンKなどがそうです。特にビタミン$D_3$は動物性油脂にしか含まれません。ビタミンは人間が生きていく上で必要不可欠の栄養素ですから、欠乏症にならないためには、良質の脂質をしっかりと摂る必要があります。

動物の油に溶け込んでいる物質はビタミンばかりとは限りません。成長を促進させるために投与されるアナボリックステロイド剤や、乳の出を良くするためのホルモン剤なども脂溶性のために牛の脂質に蓄積します。脂質の中ではこれらステロイドホルモンは比較的安定した状態となり分解されにくいので、そういった動物の油を摂ることでわれわれもこれらホルモンの影響を受けてしまうことになるのです。

外から投与されるホルモンばかりでなく、もともと動物が分泌するホルモンも脂質に入り込んでいます。乳牛は効率的に乳を出させるために、出産後すぐにまた人工的に妊娠させられます。乳牛はいつも妊娠状態に置かれるためエストロゲンが常に分泌され続け、脂質に蓄積します。そうやって飼育された牛乳の中にも相当量のステロイドホルモンが入っているため、年少の女の子がそうした牛乳を摂り続けると、初潮や二次性徴が早く出現したりします。

脂溶性の薬物も脂質に蓄積します。日本で消費される抗生物質の3分の2は家畜用であり、そういった薬物の多くも脂質に蓄積しています。

ですから動物性油脂であれば特に気にすることなく好きに摂ってよいと単純に考えてはいけません。特に家畜肉の脂身は、その家畜がどういった飼育環境で育てられたのかをしっかりと吟味することが重要です。そして、怪しければ摂るべきではありません。

そういうことを考えると、やはり動物性油脂は天然物の魚介類や野生動物から摂ることが理想といえるでしょう。

## 牛乳を飲んでいい人、いけない人

先住民食の基本原則❺は牛乳や乳製品を避けること、となっています。

一般的に牛乳は栄養豊富で体に良い、特にカルシウムが豊富だからカルシウム摂取に最適といわれていますが、牛乳の消費が多い欧米諸国は日本よりも骨粗鬆症《こつそしょうしょう》の発症率が高く、骨密度も平均して低いというデータがあります。このことからわかるとおり、牛乳は骨を丈夫にするというよりは、むしろ弱くしてしまうようです。そもそも牛乳は牛の赤ちゃんが飲む乳であり、人間の赤ちゃんは人間の乳、すなわち母乳を飲んで育ちます。

基本的に動物の乳には乳糖（ラクトース）が含まれています。乳糖は2糖類であり、単糖であるグルコース（ブドウ糖）とガラクトースがくっついた形となっています。この乳糖は乳腺で血液中のブドウ糖から合成されるのですが、なぜ乳にはブドウ糖ではなく乳糖が入っているのでしょうか。

この乳糖という糖は、ラクターゼという酵素でブドウ糖とガラクトースに分解されてから小腸で吸収されるのですが、このラクターゼという酵素は、哺乳類の赤ちゃんの体内でしか作られない酵素なのです。哺乳類では赤ちゃんが乳を飲む間だけこの酵素が作られますが、成長とともにラクターゼの分泌は減少し、ラクターゼの減少に伴って乳離れするようにできています。赤ちゃんがいつまでも乳を飲み続けると、野生動物では母子ともに生存できる確率が下がるだけでなく、母体は次の妊娠ができなくなってしまいます。哺乳類では一般的に、授乳中の間は生理が止まり、次の妊娠ができなくなるからです。ですから次の妊娠に備えるためにも、赤ちゃんが自力で食事から栄養を摂れるようになると、自然に乳離れが起こるようになっているのです。

この乳糖は人間の乳である母乳にも、また牛の乳である牛乳にも当然入っています。そして哺乳類は通常成長して乳離れすると、ラクターゼが分泌されなくなりますから、乳糖を分解できなくなります。ところがなぜか人間の一部には成長してからもラクターゼが分泌され続ける人がいます。このような人は成長してからも牛乳を飲み続けることができるのです。

一方、成長後ラクターゼが分泌されない体質のことを「乳糖不耐」といいますが、日本人では約85%がこの乳糖不耐といわれています。乳糖不耐の人は、牛乳を飲むと乳糖が分解できず、消化不良となってしまい、おなかを下してしまう場合があります。消化管の下痢が続くと、腸内細菌層が乱れ、さまざまな疾患の原因となります。ですから乳糖不耐であるほとんどの日本人は、牛乳を飲むべきではありません。

## 牛乳で骨折が増える理由

牛乳において問題なのは、乳糖だけではありません。牛乳には母乳の5倍以上ものリンが含まれています。リンは人間においてはカルシウムの吸収を阻害します。またリンは血液のｐＨを酸性に傾けるために、人体は骨からカルシウムを溶けださせて血液のｐＨの平衡を維持しようとします。このため牛乳を飲むと、カルシウムが吸収されるどころか、むしろカルシウムを失ってしまうことになるのです。これが先に書いた牛乳消費の多い国で骨粗鬆症の割合が多くなる理由です。

さらに牛乳は非常に保存性の悪い食品です。腐りやすいというだけでなく、絞ってそのまま置いておくと、乳脂肪と乳清に分離してしまいます。この分離を防ぐために、市販の牛乳にはホモジェナイズという加工がされています。これは牛乳に含まれる脂肪の粒子を細かくすることで、乳脂肪分の分離を防ぐものです。しかし、この加工には乳脂肪分を酸化してしまうという欠点があります。また、保存性を良くするために、120〜150℃、1〜3秒の超高温瞬間殺菌法という方法で殺菌処理がされていて、この高温でタンパク質が変性し、独特の臭みが発生しています。牛乳が苦手な人の多くは、この超高温殺菌時の変性したタンパク質の臭いがダメなようです。

牛乳はたとえ乳糖に耐性があったとしても摂るべきではありません。

## ヨーグルトが腸を悪くする

では、バター、チーズ、ヨーグルトなどの乳製品はどうでしょう。

まずは腸内環境を整える健康食品と思われているヨーグルトですが、本当に腸にとって良い食べものなのでしょうか。消化器外科医であり、胃腸内視鏡分野のパイオニアである新谷弘実氏は、著書『病気にならない生き方』のなかで、ヨーグルトを常食している人の大腸内視鏡検査での所見はほぼ例外なく悪く、ヨーグルトは腸相を悪くする食べものであり、摂るべきでないと書いています。これはいったいどういうことなのでしょう。

一般的には、ヨーグルトに含まれる乳酸菌が腸内環境を整えるといわれています。しかしヨーグルト中の乳酸菌は、胃酸によって死滅してしまい、腸まで生きて届くことはないのです。分子整合栄養医学協会副理事長で医師の鶴純明氏によると、乳酸菌を生きて腸まで届かせるためには、５００ml入りのヨーグルトパックを、一度に6個、それを毎日朝晩2回で計12パックほど摂らなければならないといいます。それほど大量のヨーグルトを摂ることは実質不可能です。またヨーグルトは乳酸発酵によって乳糖が分解されますが、通常分解される乳糖は10～30％ほどであって、どんなに発酵の進んだヨーグルトであっても70％以上の乳糖が残ったままとなっています。ですから牛乳と同様、乳糖不耐の人はヨーグルトも避けるべき食品ということになります。

一方、バターは牛乳に含まれる乳脂肪分だけを取り出したものであり、またチーズは牛乳に含まれるタンパク質（カゼイン）だけを取り出したものです。ですからバターやチーズには乳糖はほとんど含まれず、乳糖不耐の人であっても摂取することに問題はありません。そもそも牛乳の利用は今からおよそ1万年前のアラブ人から始まったとされていますが、アラブ系遊牧民族は乳糖不耐であり、そのため牛乳をそのまま飲んだりすることはなく、バターやチーズなどの乳製品にしてから摂取していました。

ならばバターやチーズはまったく問題なく摂取してよいかというと、そうともいえません。バターやチーズにも牛乳と同様に油に溶けるさまざまな物質が含まれています。

ですからバターやチーズを選ぶときには、その乳牛の飼育環境が問題となります。疑わしい牛乳から作られた乳製品を摂るべきではありません。

## 健康な命をいただく

先住民食の基本原則の❻～❾は、先住民族の伝統食の栄養学的特徴に基づいた、食生活上の具体的な改善法を示しています。特に動物性食品の重要性については、よく理解していただきたいと思います。ただし、動物性食品であればなんでもよいというわけではありません。

世界各地に住む先住民族は、その土地土地で獲れる食材で生活していますが、狩猟採集民族は食糧生産を行ないませんので、動物は野生動物を、植物は野生の植物の種子や果実、根菜などを食しています。これらは当然人工的、化学的な薬剤等は使用していません。すなわち動物なら抗生物質や成長ホルモン、植物なら農薬や防カビ剤などを使用していないということです。自然界に生きる健康な命をいただくことで、人間も健康でいられるのです。

それにひきかえ、われわれの食卓に並んでいる食材はどうでしょう。

化学肥料や農薬を使って栽培された野菜や果物、米や小麦などの農作物。遺伝子組み換え作物を飼料として与えられ、密集飼育で伝染病予防にエサに抗生物質を混ぜられ、成長ホルモンを使って成長を促進された家畜動物の肉。化学調味料や食品添加物が大量に使われた加工食品。このようなものを食べ続けて、健康でいられると考えるほうがおかしいと思いませんか。

われわれが暮らすこの現代社会であっても、よくよく探せば無農薬・無肥料の自然栽培で作られた農作物は手に入ります。飼料や飼育方法にこだわった畜肉だって手に入れることは可能です。大切なのは国内産か輸入品かではなく、どのような環境で作られた家畜や農作物なのかということなのです。

人間は今まで食べてきたものでできています。ですから日々の食事において何を食べるか、よく考えて食材を選んでいただきたいと思います。

## クジラを食べよう

人間の生存にとっても重要な栄養素であるタンパク質ですが、汚染されていない良質のタンパク質を摂取することは、今日では非常に困難な状況となっています。特に野生動物の肉は入手が困難な中、僕が推奨しているのはクジラです。

クジラは非常に栄養価が高い食品です。赤身の部分はタンパク質が多く低脂肪であり、鉄（ヘム鉄）も多く含みます。このため特に鉄欠乏の人には摂っていただきたい食材です。タンパク質は加熱すると吸収効率が落ちてしまいますが、クジラは哺乳類の中でも生で食べることのできる、非常に貴重な肉です。生で食べることによって効率的にタンパク質摂取が行なえます。

クジラの脂肪部分にはオメガ‐3系不飽和脂肪酸であるＥＰＡやＤＨＡが豊富に含まれています。ＥＰＡは細胞膜に取り込まれ、細胞膜の柔軟性を高めてくれますし、抗炎症作用があるのでアレルギー疾患やアトピーの人にも効果があります。また、抗血小板凝集作用があるので血液をサラサラにしてくれ、血圧が低下し、脳梗塞や心筋梗塞を予防してくれます。女性においては月経困難の症状を和らげてくれる効果もあるようです。

ＤＨＡには血液中のコレステロールや中性脂肪を下げる働きがあります。またＤＨＡは脳が発達するにあたって必要不可欠な栄養素といわれていて、神経の伝達を活性化させる働きを持っています。子どもの脳の発達にとっても重要であり、また認知症の防止効果もあるといわれています。

クジラをよく食べる民族といえば、極北地域に住むイヌイットですが、彼らがもっとも珍重する珍味といえばマッタック（脂肪つきクジラの皮）です。イヌイットはガンや脳卒中、心筋梗塞が非常に少ないことで有名ですが、その理由の一つがこのマッタックだったのです。

クジラは現在では国際捕鯨委員会の商業捕鯨モラトリアムにより、商業捕鯨が禁止されています。現在市場に出回っているクジラ肉は調査捕鯨で入手できる量のみであり、非常に希少となっています。それに伴って昔に比べ、高価な食材となってしまいました。

そもそも日本がクジラの商業捕鯨を望んでいる背景には、各国の食料自給率の問題があります。日本では１９６５年の食料自給率は約73％でしたが、現在は40％を切っています。食料自給率の問題は国家の安全保障の問題と直結していますから、クジラとは単に入手可能な食材の一つというものではなく、国家の安全保障の問題でもあるのです。

クジラは日本では昔から食されている伝統的な食材です。そして現在でも入手可能な食材であり、貴重な野生動物の肉です。栄養豊富で理想的な動物性食品の一つですから、日本の食文化の維持のためにも、皆さんの普段の食生活にもっと取り入れてほしいと願います。

## 僕の先住民食実践の成果

これまで説明してきたように、先住民族の伝統食の栄養学的特長をわれわれの食生活に取り入れることで、むし歯、歯周病、不正咬合は予防が可能です。そしてこのような食生活が人間という生きものにとってもっとも適しているのですから、当然口の中の疾患のみならず、さまざまな慢性疾患やガン、認知症の予防にもたいへん効果があります。健康は毎日の食からです。皆さんも、できるところから実践してみてください。

確かに飼育法や栽培法にこだわった食材は、手に入れることが困難なだけでなく、値も張ります。しかし病気になってから医療費にお金をかけることを考えれば、よっぽど安上がりです。特に歯科治療においては、より良い治療を選んだり、矯正治療を受けると費用が非常に高額となります。口の中の疾患は予防が可能です。歯科治療にお金をかけるよりも、普段の食生活にほんの少しだけ余計にお金をかけたほうが、結局は安上がりとなり健康な生活を送れるのですから、よっぽど賢明でしょう。

実際に僕は約2年前からこの先住民食を実践しています。体調が非常に良くなって、夜中に目を覚ますこともなく、ぐっすりと眠れるようになりました。僕は身長が174㎝なのですが、以前の糖質中心の食生活では多いときで74㎏くらいだった体重が現在では62〜63㎏ほどで安定しています。肥満は糖質過多によってインスリンの過剰分泌が起こるためになるものですから、糖質を控えタンパク質中心の食生活にするだけで、ダイエットなど一切行なわなくても自然と適正体重になることを、身をもって実感しています。風邪も引かなくなって、おなかの調子も好調です。

先住民食のすごさを自ら体験しているだけに、ぜひ多くの方にその効果を実感していただきたいと願っています。

# 第8章 治療後のメンテナンスを考える

## メンテナンスの必要性

ここまでむし歯や歯周病などの歯の病気を予防する方法を述べてきましたが、もうすでにむし歯になったり歯周病になったりして、歯科で治療を受けられた方もいらっしゃることでしょう。

そうした方々は、何か問題がないかどうか、あったとすればさらに悪化しないように、すぐに対応していかなくてはなりません。ですから歯科治療が終了した後も、定期的に口の中の状態をチェックする必要があります。

このような理由から、定期的な検診や歯のクリーニングなどを行なうことを「メンテナンス」といいます。歯科で治療を行なって詰めものや被せもの、入れ歯やインプラントなどが入っていたり、歯周病で専門的な治療を受けた人は、定期的なメンテナンスを一生続ける必要があるのです。

治療やメンテナンスの説明をする際、僕はよく「火事になった家」のたとえを用います。家が火事で火が燃え広がり、壁に穴が開いたり屋根が落ちたりしたら、まずは火を消すべきです。火を消し止めずに家の修復を始めるなんてありえません。

歯の治療も同じです。むし歯、歯周病、不正咬合といった口腔疾患には、それらを引き起こす原因があり、その原因をそのままにして、壊れてしまった口腔内の処置を繰り返しても、決して安定した状態にはなりません。まずは火を消すこと、すなわち口内疾患が起こった原因を取り除いてから治療するべきであり、それこそが治療が成功する条件となるのです。同様に治療後のメンテナンスも、疾患の原因が完全に取り除かれていてこそ、初めて意義があります。

そして、このむし歯、歯周病、不正咬合の根本原因を取り除くことが予防歯科ですから、すべての歯科治療も治療後のメンテナンスも予防歯科抜きには成立しえないのです。

## むし歯の治療をしたら…

むし歯になってしまったら、むし歯が広がらないように完全にむし歯を取り除いてから、詰めたり被せたりします。歯の中にある神経（歯髄組織のこと）までむし歯が達してしまうと、感染した神経を取って根の治療をすることになります。そして失われた歯の部分が大きいほど、歯の寿命も短くなっていくのです。

現代の歯科医療においては、どんなに良い治療を行なっても、むし歯になる前の元どおりの状態に戻すことはできません。そして人工物を詰めたり被せたりしている以上は、治療した部分が完全に自分の歯と一体化するということも起こりえません。自分の歯と人工物の継ぎ目の部分はどうしても弱いですから、定期的にチェックする必要があります。

最近では歯科材料も進化し、接着技術が向上しているものの、経年による劣化は免れることはできません。この現実をみるにつけ、むし歯を作らないことがいかに重要であるかを実感するわけですが、現在用いられている歯科用接着剤の耐用年数は、およそ10年といわれています。10年経ったら必ず作り直しになるというわけではありませんが、詰めものや被せものがどんなものであっても、人工物である限りは劣化していきますから、定期的にチェックし、メンテナンスする必要があるのです。

そして神経を取って根の治療をした歯もまた定期的なチェックが必要です。むし歯になって歯が痛くなるのは、この神経の部分が刺激されて痛みを感じるからです。ですから歯の神経を取ってしまうと、痛みを感じなくなります。ところが神経がなくなってしまうと、新たにむし歯が広がっていったとしても痛みを感じないために、本人は気づかないまま悪化してしまうことが起こりがちです。また根の治療の際の根管の消毒や根管充填に不備があると、治療後しばらく経ってから根の先の骨の部分にばい菌の巣ができてくることがあります。このようなばい菌の巣のことを、「根尖病巣」といいますが、根尖病巣は一般的に症状が出にくく、本人が気づかないままに拡大し、悪化していくことが多いのです。ですから根の治療をした歯に関しては、定期的に問題がないかどうかレントゲン撮影を行なって確認する必要があります。

むし歯の治療後は、治療箇所や治療範囲、修復方法によって差はありますが、おおむね6カ月から1年おきのメンテナンスを必要とします。

治療のために歯科医院を選ぶときには、治療の善し悪しのみならず、治療終了後の定期的なメンテナンスまで考慮したうえで選ぶべきです。

メンテナンスは保険適応外であり、また治療の状態の記録がなければ適切なメンテナンスを行なうことができませんから、メンテナンスは必ず歯科治療を受けたところで行なうようにしてください。保険外診療でメンテナンスのためのメニューが存在しない歯医者は、やったらやりっぱなしの歯医者だということです。

## 歯周病治療とメンテナンス

歯周病は全身および局所の免疫力の低下によって起こる疾患ですから、歯周病治療後のメンテナンスにおいては、口腔内の管理と全身の免疫力の管理の両方が必要となります。そしてこれは、どちらが欠けても良好な状態を長期にわたって維持していくことができません。ですから歯周病治療は両方の対応がきちんとできる歯科医院で受けるべきです。口腔内の管理としては、歯周組織の状態や再発の有無などの検査、歯石取りなどのクリーニング、歯周病再発時における処置などを行ないます。歯周病によって破壊されてしまった歯肉や歯を支える骨は、完全には元に戻りません。そして歯肉が下がってしまうと、歯と歯ぐきの間の隙間が大きくなり、食べカスやプラークが溜まりやすくなってしまいます。このような歯周組織は健康な歯周組織に比べて細菌からの攻撃に弱いですから、普段からの歯ブラシや歯間ブラシなどを使ってのプラークコントロールとともに、定期的な歯科医院でのチェックとクリーニングが必要になります。

また、免疫低下への対処は、口腔内への対応以上に重要となります。

免疫低下を引き起こした原因となる生活上の悪習慣や、食生活上の問題がきちんと取り除かれているか、腸管免疫を正常化させるのに必要な栄養素を普段の食事からちゃんと摂れているかをチェックする必要があります。

口腔内のチェックとメンテナンスは、状態にもよりますが、3カ月から6カ月に1回を目途に行なう必要があります。全身の栄養状態や免疫状態を確認するための血液・尿検査は、6カ月から1年ごとに効果判定を兼ねて行なっていくことが望ましいでしょう。

## 矯正治療が終わったら

矯正治療が終了し、歯並び・咬み合わせがきれいに治ってからも、それで終了とはなりません。残念ながら矯正治療が終了しても、後戻りというものがあります。動かした歯は必ず元の位置に戻ろうとします。そして完全に元の状態に戻ることはないにせよ、ガタガタが再発していく傾向があるのです。

後戻りを防ぐには、上下の歯が最大限に接触し、食べものを咬み砕き、磨り潰すために最適な咬合状態であればよいわけで、この上下の歯の緊密な咬合が作れるかどうかが、矯正歯科医の腕の差となるのです。矯正治療でよくみられるのが、ガタガタの歯並びをキレイに治してはあっても、上下の歯がまったく咬み合っていない状態です。見た目だけが優先された結果、咬み合わせが疎《おろそ》かにされるというわけです。

この後戻りを防ぐ方法として、リテーナーと呼ばれる保定装置を矯正治療後に歯列に装着し、後戻りが起こらないように押さえておきます。通常リテーナーは取り外しが可能な床タイプのものを使用するのが一般的です。保定期間は、通常は2年程度が目安となりますが、治療前の不正咬合の状態によって保定期間も前後します。

いずれにせよ矯正治療後は定期的な歯列・咬合状態のチェックとメンテナンスが必要となります。

矯正治療後に定期的なチェックとメンテナスが必要であるならば、むし歯や歯周病のチェックやメンテナンスもまた一緒に行なっていくことが合理的で理に適っているでしょう。歯並び・咬み合わせが良くなったからといって、むし歯や歯周病にならなくなるわけでは決してありません。ですから特定の治療に特化した歯科医院ではなく、総合的な治療やメンテナンスに対応した歯科医院で治療を受けられることが、矯正治療やその他の治療においても重要です。

## インプラントと〝ロスト〟

今歯科業界ではインプラントがとても流行っています。現在用いられている歯科用インプラントは近年飛躍的に性能が向上し、より安全でより確実に咬み合わせを回復することができるようになっています。歯科治療の最大の目的は失われた咬合機能の回復にありますから、インプラントが歯科の治療水準を一気に高めたことに、僕も異論はありません。

しかしインプラントにも欠点がないわけではありません。手術が必要ですし、手術に伴うリスクも存在します。そしてインプラントを行なった後は、まったく問題なく20年、30年、あるいはそれ以上しっかりと保てればよいのですが、必ずしもそうなるとは限りません。

実際にインプラントにはトラブルが付きものであり、今後インプラントに関連するトラブルや訴訟は確実に増加していくことでしょう。

もちろんすべての歯科治療にリスクやトラブルは起こりえますから、インプラントだけを特別視することもどうかと思いますが、インプラントはあごの骨に人工歯根を埋め込む治療であるだけに、トラブルが起こったときの被害の大きさや対処法の困難さは、他の治療法の比ではありません。

インプラントにおいてもっとも避けたいトラブルであり、しかし残念ながらよく起こるトラブルに、インプラントの喪失（ロスト）があります。要はインプラントが抜け落ちるというトラブルです。これはインプラントを行なう歯医者にとっては、避けがたいトラブルでもあります。

インプラントを受ける側は、100％成功することを望みます。しかし実際にはインプラントの成功率は5年生存率（5年後もロストなしに維持されている率）で下顎は97～99％、上顎は92～95％といわれています。

この成功率を少しでも高めるためにさまざまな研究や試行錯誤が行なわれていますが、統計上は100％には決してならないでしょう。

100人にインプラントを行なって、1人だけインプラントがロストしたとします。これだと成功率は99％となるわけですが、ロストした本人にとっては失敗率が100％です。失敗された本人にとっては、とても納得できることではありません。

## インプラント周囲炎とは？

インプラントがロストする原因はさまざまなものが考えられています。臨床上では、ロストは埋入直後（数日～数週間以内）に起こってくる場合と、埋入してしばらくたってから起こってくる場合があります。埋入直後のロストは、骨のオーバーヒート（ドリルで骨に穴を開ける際に発生する摩擦熱による骨の火傷）や埋入ポジションの問題、初期固定、感染などが原因として挙げられています。これに対して埋入後しばらく使っていてからロストする場合にもっとも多い原因が、インプラント周囲炎によるものです。

このインプラント周囲炎というのは、インプラントに起こる歯周病のようなものです。インプラントは歯ではありませんから、歯周病ではなくインプラント周囲炎というのですが、インプラント周囲炎の原因菌や、進行の過程は歯周病とほぼ同じであることがわかっています。

ならばインプラント周囲炎にならないようにするためには、歯周病にならないようにすることと同じことをすればよいということになります。すなわち、予防歯科における歯周病予防の実践ということです。

そもそも、インプラントというのは歯がなくなってしまったところに、歯の代わりに埋め込むものです。ですから大切なのはインプラントを埋め込む前に、なぜ歯が失われてしまったのか、その原因は何かを突き止め、排除することにあります。むし歯や歯周病の根本原因が放置されたまま、いくら高価な自費診療を行なったところで、長期的な安定や成功は決して得られることはなく、それはインプラントにおいても同様なのです。

結局、むし歯や歯周病の根本原因を除去するという、予防歯科という考えがすべての治療においてもっとも重要であり、真っ先に実践されるべきものなのです。そして予防歯科に基づいたメンテナンスがあって、初めて長期的に安定したインプラント治療を成功させることが可能となるのです。

## 全身的な栄養状態を知るための血液・尿検査

僕自身は、予防歯科のメニューとして、予防歯科精密検査を行なっています。これはむし歯や歯周病、不正咬合の本質が誤った食生活によって引き起こされる疾患であるという考えから、どうしてそれらの疾患が起こったのか、今後それらの疾患を予防するにはどうすればよいのかを知るために、全身および局所の栄養状態や免疫状態を詳しく検査したり、生活習慣や食生活を詳しく調べたりする検査です。

予防歯科精密検査は主に4つの検査から成っています。血液・尿検査、唾液検査、生活習慣アンケート、一週間食生活アンケートです。血液・尿検査は分子整合栄養医学（オーソモレキュラー療法）の診査・診断法を利用しています。

分子整合栄養医学とは、分子生物学に重点をおいて、体内に正常な分子バランスを作りだす医学です。分子整合栄養医学はさまざまな慢性疾患や精神疾患、ガン治療などで応用されている代替療法の一つであり、すでにすぐれた臨床成績を収めている治療法です。予防歯科に分子整合栄養医学を応用することで、より詳しい栄養状態や免疫状態などを把握し、対応することが可能になりました。

血液・尿検査は80項目以上の詳細な検査項目からなり、体の状態を詳しく調べ、どういった栄養素が不足しているのか、どういった全身的な問題があるのかを調べます。唾液検査は唾液の分泌量および唾液の緩衝能を調べ、これによってむし歯や歯周病の予防に重要な唾液の状態が正常であるかどうかを確認します。生活習慣アンケートは、普段の生活状況を詳しく調べる検査です。既往歴、家族歴などのほか、睡眠時間や仕事の忙しさ、ストレスの有無、喫煙や飲酒の習慣、運動や趣味なども詳細に調べます。一週間食生活アンケートは、文字どおり一週間の間に食べたり飲んだりした水以外のすべてのものを記入してもらうことで、食生活の特徴を調べ、問題点の把握や改善のためのアドバイスを行なうものです。

こういった一連の検査によって、疾患の本質的な問題点を把握し、改善のためのアドバイスや必要に応じてサプリメントの処方などを行ないます。歯科でこのような取り組みは、全国でもまだほとんどなされてはいませんが、口腔疾患の本質を知れば、口の中だけの治療をいくら頑張っても大した意味はないことがおわかりいただけることでしょう。

## サプリメントに頼る前に

予防歯科においてもっとも重要なことは、普段の食生活の改善であることを今まで説明してきました。もちろん伝統的な生活を営む先住民族が普段摂っているような食生活を完全に実行しようとすることは、非常に困難であることは僕も理解しています。ですから実行可能なことからまずは始めていくことが大切です。

そしてどうしてもできないこと、困難なことがあるのなら、それに代わる方法を探していくことになります。特に栄養学的な問題であれば、サプリメントなどを利用することも一つの手段です。

最近ではビタミンやミネラル、補酵素などのサプリメントがコンビニなどでも手軽に手に入ります。しかしこれらは天然の食材に入っているものとは本質的には違います。ですから、不足しがちなビタミンやミネラルなどをサプリメントで補給しようと安易に考えるべきではありません。やはり大切なのは、毎日の食事の中に含まれている天然の栄養素なのです。健康を維持し、免疫力を正常に保つために必要な栄養素を、普段の食事からいかに摂取するかということを、常に心がけるようにしてください。

それでも、もしサプリメントを利用する場合には、まず現在の自分の体において、どの栄養素が欠乏しているのかを詳しく調べてみる必要があります。詳細な血液検査等によって、自分の体に欠乏している栄養素が何かわかったら、その栄養素を食事の改善によって補うことは可能であるか、もし食生活のみでの改善が難しいのなら、有効な栄養素が十分量入っているサプリメントを選び、それを一日どのくらい飲むのか、それをいつまで続けるのか、栄養状態の改善をどのような方法で確認するのかなどをきちんと考慮してから飲むべきです。

サプリメントは体に良いものであると考え、その栄養素が本当に必要なのか、自分の体に不足している栄養素かどうかの確認もなく、ただ漫然と飲み続けることは、体にとってむしろマイナスになることすらあります。サプリメントを利用するときには自己判断で摂るのではなく、栄養療法を行なっている専門の医療機関で専門家の指示に従って摂るべきです。

また、サプリメントの品質にも注意する必要があります。サプリメントは日本では医薬品ではなく、食品扱いになっています。医薬品であれば、薬事法によって成分や製造法などが厳しく管理されていますが、サプリメントは食品なので、食品衛生法で管理されています。このため、実際には表示どおりの成分が含まれていなかったり、製造方法に対する監視も甘かったりします。専門的になりますが、ＧＭＰ（Good Manufacturing Practice）認証を受けた工場で生産されたサプリメントを選ぶとよいでしょう。

自分の体の健康状態や栄養状態、生活習慣や食生活上の問題点というものは、専門の医療機関で検査しないと知ることができません。

現在、むし歯や歯周病がなく、不正咬合でもない人であれば、今後も良好な口腔内や全身の健康状態を維持するために、予防歯科の実践法、特に食生活改善法を行なっていただければよいでしょう。

しかし、すでにむし歯や歯周病になってしまった方、また子どもを持ちたいご夫婦で、これから生まれてくるお子さんの不正咬合の予防のために妊娠前の栄養素の強化を行ないたい人などには、まずは予防歯科精密検査をお勧めしています。

# おわりに

クリニックに初めて来院した患者さんに、僕は必ず「むし歯の原因がなんだか、ご存じですか？」と聞いています。ほとんどの患者さんは「歯磨きができていないからですか？」とか、「いえ、わかりません」と答えます。むし歯の本当の原因を知らない人があまりに多いことに、愕然としてしまいます。

でも考えてみればこれは当たり前で、むし歯の本当の原因を知らないから、ほとんどの人がむし歯になるのです。だから、むし歯の原因とその予防法をより多くの人に知ってもらいたいと考え、この本を執筆しました。この本をきっかけに、皆さんが、むし歯、歯周病、不正咬合と無縁の人生を歩んでいただけたらと願います。

本文でもたびたび取りあげたプライス博士の本は、１９３９年に出版されています。少なくともこのときからむし歯の本当の原因と正しい予防法はわかっていたはずです。

にもかかわらず、プライス博士の提唱する「先住民族の食生活から学べ」という考え方は現在、アメリカでもヨーロッパでも日本でも主流ではなく、僕もこの本を読むまでその存在すら知りませんでした。そして、歯科医療界においても現在に至るまでプライス博士の業績はまったく無視され、先進国の人々の口の中は1939年当時よりもさらにひどい状態になっています。これもすべて疾病利権がもたらしたものです。

プライス博士の研究成果とその意志は、プライス‐ポテンジャー栄養財団に受け継がれています。日本では故片山恒夫氏の創設した恒志会がプライス博士の邦訳本の出版などを行なっています。

僕の提唱している「予防歯科」は、このプライス博士の本や分子整合栄養医学（オーソモレキュラー療法）に大きな影響を受けました。また、先住民食の考案にあたっては、内科医の崎谷博征氏の著書も着想のヒントにさせていただきました。

そのうえで、乳製品の摂取の有無や植物油についての考え方の相違点などを踏まえ、予防歯科というコンセプトに沿いながら、まったくオリジナルの「食生活改善法」を提唱しています。

僕の予防歯科のコンセプトに共感してくれる人、また先住民食を実践してくれ、その効果を報告してくれる人が現れるにつれ、ますます予防歯科の啓蒙活動を広げていこうという思いが強まってきました。人間本来の健康から歯を考え直す予防歯科や先住民食が、多くの人に恩恵をもたらすことを願ってやみません。そして、世の中からむし歯、歯周病、不正咬合がなくなる日が来ることを願い、これからも予防歯科の啓蒙活動に邁進していきたいと考えています。

この本の執筆に関しては、内科医である内海聡氏から多大な協力をいただきました。執筆活動や講演活動、また日々の臨床の多忙な中、原稿をチェックしていただき、貴重な提言をいただいたおかげでこの本が日の目を見ることができました。この場を借りて、深くお礼申しあげます。

最後にこの本を待っていてくれたすべての方々や、この本の執筆や出版に協力してくれたすべての関係者の方々に、心よりお礼を申しあげます。特に妻である真紀の支えがあったからこそ本書が完成できたのであり、深い感謝をささげます。

２０１４年１月

長尾周格

## 【おもな参考文献】


『食生活と身体の退化』（W・A・プライス著、片山恒夫・恒志会訳、恒志会）

『医学不要論』（内海聡著、三五館）

『クリニカル　カリオロジー』（熊谷崇・Douglas Bratthall 他著、医歯薬出版）

『フッ素信仰はこのままでよいのか』（村上徹著訳編、績文堂）

『Lindhe 臨床歯周病学とインプラント　第４版（基礎編・臨床編・インプラント編）』（Jan Lindhe 著、岡本浩監訳、クインテッセンス出版）

『では、予防歯科の話をしようか』（大野純一著、医歯薬出版）

『CONTEMPORARY ORTHODONTICS 4th Ed.』（William Proffit 著、MOSBY）

『Orthodontics and Dentofacial Orthopedics』（James McNamara,Jr.William Brudon 著、黒田敬之監訳、東京臨床出版）

『Cohen's Pathways of the PULP 10th Ed.』（Kenneth Hargreaves/Stephen Cohen 著、MOSBY）

『日本でいちばん大きな歯医者の秘密』（松村博史著、幻冬舎）

『別冊 the Quintessence　最新歯科用レーザー　その特徴と応用』（津田忠政著、クインテッセンス出版）

『歯科用レーザー徹底ガイド』（梅本寛著、ゼニス出版）

「分子整合栄養医学講座」テキスト（ＭＳＳ）

『イラストレイテッド ハーパー・生化学 原書28版』（R.K.Murray 他著、上代淑人・清水孝雄監訳、丸善）

『「砂糖」をやめれば10歳若返る！』（白澤卓二著、ベスト新書）

『診たて違いの心の病』（溝口徹著、第三文明社）

『「うつ」は食べ物が原因だった！』（溝口徹著、青春新書インテリジェンス）

『キレる・多動・不登校…　子どもの「困った」は食事でよくなる』（溝口徹著、青春新書インテリジェンス）

『薬がいらない体になる食べ方』（溝口徹著、青春新書インテリジェンス）
『アレルギーは「砂糖」をやめればよくなる！』（溝口徹著、青春新書インテリジェンス）
『発達障害の子どもが変わる食事』（ジュリー・マシューズ著、大森隆史監修、小澤理絵訳、青春新書インテリジェンス）
『主食をやめると健康になる』（江部康二著、ダイヤモンド社）
『腹いっぱい食べて楽々痩せる「満腹ダイエット」』（江部康二著、ソフトバンク新書）
『砂糖の歴史』（エリザベス・アボット著、樋口幸子訳、河出書房新社）
『砂糖の世界史』（川北稔著、岩波ジュニア新書）
『「モンスター食品」が世界を食いつくす！』（船瀬俊介著、イースト・プレス）
『脳はバカ、腸はかしこい』（藤田紘一郎著、三五館）
『禁煙しないでタバコをやめる！ニコアン・セラピー』（六本木タツヤ著、ダイナミックセラーズ出版）
『新・医療ビジネスの闇』（崎谷博征著、学研パブリッシング）
『「原始人食」が病気を治す』（崎谷博征著、マキノ出版）
『間違いだらけの食事健康法』（崎谷博征著、技術評論社）
『カナダ・イヌイットの食文化と社会変化』（岸上伸啓著、世界思想社）
『イヌイット』（岸上伸啓著、中公新書）
『ネイティブ・アメリカン』（鎌田遵著、岩波新書）
『それでもあなたの道を行け』（ジョセフ・ブルチャック著、中沢新一・石川雄午訳、めるくまーる）
『ラディカル・オーラル・ヒストリー　オーストラリア先住民アボリジニの歴史実践』（保苅実著、御茶の水書房）
『隣のアボリジニ』（上橋菜穂子著、ちくま文庫）

『ピダハン』（ダニエル・L・エヴェレット著、屋代通子訳、みすず書房）
『アイヌの歴史』（瀬川拓郎著、講談社選書メチエ）
『アイヌ文化の基礎知識』（アイヌ民族博物館監修、草風館）
『銃・病原菌・鉄（上・下）』（ジャレド・ダイアモンド著、倉骨彰訳、草思社文庫）
『文明崩壊（上・下）』（ジャレド・ダイアモンド著、楡井浩一訳、草思社文庫）
『ラングマン人体発生学　第10版』（T.W.Sadler 著、安田峯生訳、メディカル・サイエンス・インターナショナル）
『サプリが命を躍動させるとき　あきらめない！その頭痛とかくれ貧血』（くどうちあき著、文芸社）
『医者とおかんの「社会毒」研究』（内海聡・めんどぅーさ著、三五館）
『医者いらずの食』（内海聡著、キラジェンヌ）
『本当は危ない植物油』（奥山治美著、角川ｏｎｅテーマ21）
『世界一の美女になるダイエット』（エリカ・アンギャル著、幻冬舎）
『老けない人はやめている』（オーガスト・ハーゲスハイマー著、講談社）
『病気にならない生き方』（新谷弘実著、サンマーク出版）
『タネが危ない』（野口勲著、日本経済新聞出版社）
『歯周・補綴のメインテナンス』（佐藤直志著、クインテッセンス出版）
『サプリメントの正体』（田村忠司著、東洋経済新報社）
厚生労働省ホームページ（http://www.mhlw.go.jp/）
日本ビタミン学会ホームページ（http://web.kyoto-inet.or.jp/people/vsojkn/）

**長尾周格**◉ながお・しゅうかく
一九七三年北海道生まれ。歯学博士。北海道大学歯学部卒業後、同大学大学院修了。「日本一の歯科医師」を目指し、いくつかの歯科医院に勤務しながら技術を磨くものの、歯科医療の質の低さや売上げ至上主義の経営実態を知り、「自分が正しいと確信できる治療」を行なうため独立。「歯科業界には救いがない」と断じるに至った業界の実態と、むし歯や歯周病の真の原因から導き出した「予防歯科」という考え方を描いた本書がデビュー作。

三つの大洋、五つの大陸。「三五館」は地球です。

# 歯医者が虫歯を作ってる

二〇一四年　三月　四日　初版発行
二〇一四年　三月二二日　二刷発行

著　者　長尾周格
発行者　星山佳須也
発行所　株式会社三五館《さんごかん》
東京都新宿区坂町21　〒160-0002
電　話　03—3226—0035
FAX　03—3226—0170
http://www.sangokan.com/
郵便振替　00120—6—756857

印刷・製本　株式会社光陽メディア


ISBN978-4-88320-606-3
定価はカバーに表示してあります。